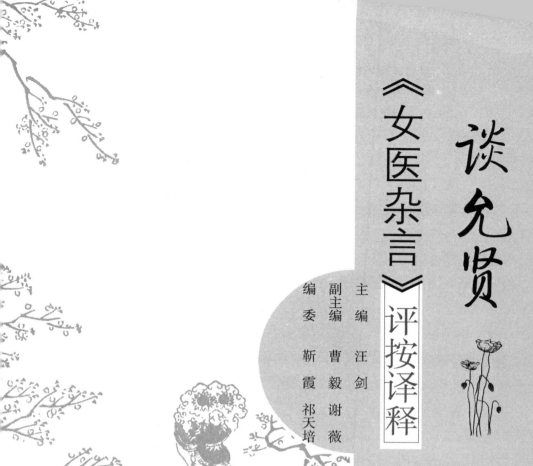

谈允贤

《女医杂言》评按译释

主　编　　汪　剑

副主编　　曹　毅　谢　薇

编　委　　靳　霞　祁天培

U0335452

中国中医药出版社

·北京·

图书在版编目（CIP）数据

谈允贤《女医杂言》评按译释/汪剑主编.—北京:中国中医药出版社,
2016.3（2016.4重印）

ISBN 978-7-5132-2448-2

Ⅰ.①谈… Ⅱ.①汪… Ⅲ.①中医妇产科学—中国—明代

Ⅳ.① R271

中国版本图书馆 CIP 数据核字（2015）第 062115 号

中 国 中 医 药 出 版 社 出 版
北京市朝阳区北三环东路 28 号易亨大厦 16 层
邮政编码　100013
传真　010 64405750
三河市鑫金马印装有限公司印刷
各地新华书店经销

*

开本 710×1000　1/16　印张 13　字数 171 千字
2016 年 3 月第 1 版　2016 年 4 月第 2 次印刷
书号　ISBN 978-7-5132-2448-2

*

定价　29.00 元
网址　www.cptcm.com

社长热线　010 64405720
购书热线　010 64065415　010 64065413
微信服务号　**zgzyycbs**
书店网址　**csln.net/qksd/**
官方微博　**http://e.weibo.com/cptcm**
淘宝天猫网址　**http://zgzyycbs.tmall.com**

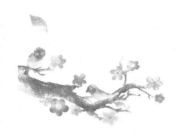

　　《女医杂言》为明代传奇女医、中国古代四大女医之一的谈允贤所撰，成书于明武宗正德五年，采用追忆的方式记录了谈氏三十一则医案。医案中所治患者全部为女子，但也不仅仅限于妇科疾病，实际包括了内、外、妇、儿各科病证。谈允贤以女性特有的细腻而生动的笔调，将三十一则医案娓娓道来，不仅反映了谈氏高超的医学临证水平，还反映了明代社会妇女阶层的生活场景，堪称一幅描绘"明代妇女众生相"的历史画卷。《女医杂言》对传承发扬谈氏中医临证经验及研究明代社会历史文化背景具有重要的参考价值。

　　本次整理以明万历十三年乙酉（1585年）锡山纯敬堂《女医杂言》刻本为底本，对原书进行了全面的点校、注释、白话翻译、评按，并首次辑录了谈氏所推崇的金元四大家刘完素、李东垣、张子和、朱丹溪等人医学名著中与妇科相关的内容。可供中医、中西医临床工作者及中医药文化、历史文化研究者与爱好者阅读参考。

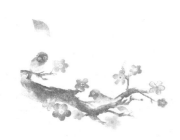

整理说明

　　《女医杂言》为明代女医谈允贤所撰。谈允贤生于明英宗天顺五年（1461），卒于明世宗嘉靖三十五年（1556），享年96岁，明南直隶无锡（今江苏无锡）人，与西汉义妁、晋代鲍姑、宋代张小娘子并称为中国古代四大女名医。《女医杂言》为谈允贤50岁时根据祖母传授的医理和自己的临证所得而成，采用追忆的方式撰录了谈氏三十一则医案。三十一则医案所治疗的患者全部为女子，但不只是囿于妇科疾病，实际包括了吐血咳嗽、风湿麻木、血淋、滑胎、疬疮、丹毒、缠腰疬、颈生痰核、癫疮、泄泻、小儿白泻、疟痢、翻胃呕吐、荷叶癣风、耳项风、不寐、痿证、黄疸、荔枝鼻、隔气、产后劳伤、不孕、气血俱虚、癥积、胎自堕、小儿食积、妊娠伤食、恶露不尽等内、外、妇、儿各科病证。从三十一则医案来看，谈氏辨证精细入微，遣方用药、临证施治平和而精准，反映了谈氏高超的医学水平。《女医杂言》是中国医学史上较早成书的个人医案之一，由谈允贤之子杨濂抄写，于明武宗正德六年（1511）付梓。

　　本次整理对《女医杂言》三十一则医案、序、跋等全书内容进行了点校，并对医案进行了评按和白话翻译。现将本次校注整理中的有关问题说明如下：

　　一、据《中国中医古籍总目》，谈允贤所撰《女医杂言》仅存明万历十三年乙酉（1585）锡山纯敬堂刻本一个孤本，现藏于中国中医科学院图书馆，保存较好，卷帙完整，序跋齐全，字迹清楚。本次整理即以中国中医科学院图书馆所藏锡山纯敬堂刻本为底本，以《太平惠民和剂局方》《脾胃论》《兰室秘藏》《东垣试效方》《活法机要》《金匮钩玄》《医垒元戎》等著作之通行本为参校本。

二、采用现代标点方法，对原书进行标点。将原书中繁体字竖排改为规范简体字横排。原书中"右"字用以代表前文者，改为"上"字。

三、原书中一般笔画之误，如"已""巳"不分等，予以径改，不出校。

四、原书中药名用字一律径改为现行通用药名用字，如"黄莲"改为"黄连"，"匾柏叶"改为"扁柏叶"，"薄苟"改为"薄荷"，"三稜"改为"三棱"。

五、原书文字误字、脱字，据文义改、补者，予以出校。

六、异体字，保留原字，于首见处出校记说明。

七、古今字，保留古字，并出校说明今字。

八、原书中独立成段方剂中药名后的炮制、用量等，用小字另体。

九、原书三十一则医案本无篇题，为方便读者查阅，根据各医案所治病证及其内容，为每则医案设立了篇题。

十、对原书正文三十一则医案分别进行了白话翻译、评按、注释，故本书名《谈允贤〈女医杂言〉评按译释》，白话翻译尽量做到通俗易懂，评按则针对医案内容进行相关发挥、解析，以供读者参阅。

十一、谈允贤于中医临证，受金元医家尤其是李东垣、朱丹溪影响较深，临证风格上倾向于丹溪学派与易水学派。为便于学者参考，本次整理将金元四大家刘完素、李东垣、张子和、朱丹溪的《素问病机气宜保命集》《黄帝素问宣明论方》《兰室秘藏》《儒门事亲》《金匮钩玄》《丹溪心法》《脉因证治》等著述中关于女科的相关内容进行了辑录，作为附编《金元四大家女科心法要诀》置于本书的后半部分。如此，一方面可较好地反映谈允贤医学学术思想与临证源流；另一方面，由于金元四大家是中国医学史上杰出的中医临床家，对后世有着巨大而深远的影响，在本书以前，尚未有过对金元四家妇科内容的专门辑录，本书的这一次辑录对于有志于中医妇科研究的读者来说，是非常有益的参考，有助于读者全面学习金元名医的妇科学术，提高自身的中医妇科临证水平。

　　本书的编写工作方面，原书全文的校注由云南中医学院汪剑、靳霞完成；三十一则医案的白话翻译由汪剑完成；医案的评按工作，吐血咳嗽、风湿麻木、血淋、滑胎、泄泻、小儿白泻、疟痢、翻胃呕吐由汪剑评按，其余医案由重庆市合川区人民医院曹毅评按；附编《金元四大家女科心法要诀》由云南中医学院谢薇、汪剑、祁天培点校辑录；书中的插画由董立长绘制；全书统稿工作及整理说明、谈允贤评传的撰写由主编汪剑完成。还要感谢云南中医学院国家中医药管理局"十二五"重点学科中医文化学及学科带头人王寅教授的支持。全体编委衷心希望本书的编写，能为读者了解明代女名医谈允贤生平轶事、传承谈氏中医学术与临证经验、提高自身中医临证水平提供帮助。由于编者学识有限，书中定有不少纰缪，敬请读者批评指正。

汪　剑

2014 年 12 月于云南中医学院

整理
说明

· 3 ·

咏女医谈允贤

其一

锡山青草绿，烟月五湖长。
素手回春意，深闺隐药香。
慈心怜病苦，慧性悯劳伤。
若问岐黄道，谈氏女无双。

其二

愿令贫穷得伏藏，
于诸病苦作医良。
女中卢扁真豪士，
大济烝人普贤王。

汪 剑

2015 年 1 月 17 日作于昆明

茹　序

　　名医多称三吴，女医近出吾锡山谈氏。自奉政君暨配太宜人^①皆善医，宜人传于其孙杨孺人^②，此《女医杂言》则孺人之手笔也。夫医在丈夫称良甚难，孺人精书审脉，投药辄应，女妇多赖保全，又能为书，以图不朽活人之心，殆过男子。使由是而通《内则》^③诸书，则壶限以里之事当更有条格，仪节以传后也。太宜人出吾茹，而孺人与予为表弟兄，惟深知故又望之。

赐进士第朝列大夫福建布政使司右忝议前奉勅兵备漳南佥事姻生茹銮书

---

① 太宜人：明清时五品官之母或祖母的封号。这里指谈允贤的祖母茹氏。
② 杨孺人：即谈允贤。孺人，明清时为七品官母亲或妻子的封号。谈允贤夫家姓杨，故称杨孺人。
③ 内则：为《礼记》中的一个篇章，主要记载男女居室、事父母舅姑之法，即家庭主要遵循的礼则。

序

　　妾谈世以儒鸣于锡，自曾大父_{赠文林郎南京湖广道监察御史府君}，赞同里世医黄遇仙所_{大父封奉政大夫南京刑部郎中府君}遂兼以医鸣，既而伯_{户部主事府君承事}府君_{父莱州郡守进阶亚中大夫府君}后先以甲科显，医用弗传。亚中府君先在刑曹，尝迎奉政府君暨大母太宜人茹就养。妾时垂髫，侍侧亚中府君，命歌五七言诗及诵《女教》《孝经》等篇以侑觞。奉政喜曰，女甚聪慧，当不以寻常女红拘，使习吾医可也。妾时能记忆，不知其言之善也。是后读《难经》《脉诀》等书，昼夜不辍，暇则请太宜人讲解大义，顿觉了了无窒碍，是已知其言之善，而未尝有所试也。笄而于归，连得血气等疾，凡医来必先自诊①，视以验其言，药至亦必手自拣择，斟酌可用与否。后生三女一子皆在病中，不以他医用药，但请教太宜人，手自调剂而已，是已有所试，而未知其验也。及太宜人捐养，尽以素所经验方书并治药之具亲以授妾，曰谨识之，吾目瞑矣。妾拜受感泣过哀，因病淹淹七逾月，母恭人②钱私为妾治后事，而妾不知也。昏迷中梦太宜人谓妾曰，汝病不死，方在某书几卷中，依法治之，不日可愈，汝寿七十有三，行当大吾术以济人，宜毋患。妾惊觉，强起检方调治，遂尔全瘳。是已，知其验矣。相知女流眷属不屑以男治者络绎而来，徃③徃获

---

　　① 诊：原作"瘆"，据文义改。

　　② 恭人：用以封赠中散大夫以上至中大夫之妻，高于宜人而低于令人。明清两代，四品官之妻封之。这里指谈允贤的母亲钱氏。

　　③ 徃："往"的异体字。

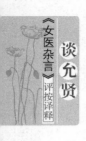

奇效。倏忽数稔，今妾年已五十，屈指太宜人所命之期，三去其二矣。窃叹人生驹过隙耳，余日知几何哉。谨以平日见授于太宜人及所自得者，撰次数条，名曰《女医杂言》，将以请益大方家。而妾女流不可以外，乃命子濂抄写锓梓以传，庶臆见度说或可为医家万一之助云尔，观者其毋诮让可也。

正德五年岁在庚午春三月既望归杨 [①] 谈允贤述

---

① 归杨：古代女子出嫁曰归，谈允贤夫家姓杨，故曰"归杨谈允贤"。

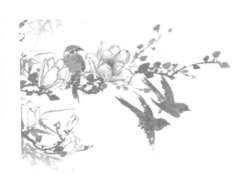

目录

c o n t e n t s

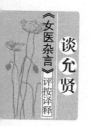

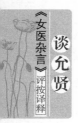

吐血咳嗽

　　一妇人年三十二岁，其夫为牙行^①，夫故商人，以财为欺，妇性素躁，因与大闹，当即吐血二碗，后兼咳嗽三年不止，服药无效。某先用止血凉血，次用理气煎药，再用补虚丸药。

　　四生丸_{出《良方》}去生荷叶　用生地黄　扁柏叶　加黄连　山栀仁　杏仁　贝母_{各二两}　上为末，炼蜜丸如弹子大，薄荷汤，食后嚼化。

　　八物汤_{出《拔粹方》}加砂仁　陈皮　香附　贝母_{各一钱}　上每服水二钟，姜三片食远服。

　　大补阴丸_{出《丹溪方》}服之遂得全愈。

白话译：

　　有一名三十二岁的女性病人，她的丈夫是从事牙行职业的商人，狡黠重财，常以钱财欺瞒，而这名妇人向来脾气急躁，因此与丈夫吵闹，当下吐血两碗，后并兼咳嗽，三年不能痊愈，服用各种药物都没有效果。患者找我诊治，我先用凉血止血的药物，然后用了理气类的汤药，再用了补虚类的丸药。用的方包括四生丸、八物汤、大补阴丸。四生丸出自《妇人大全良方》，我减去了其中的生荷叶，用生地黄、扁柏叶加黄连、山栀仁、杏仁、贝母，每味药各用二两，研成细末，炼蜜为

---

　　① 牙行：中国古代和近代市场为买卖双方说合、介绍交易，并抽取佣金的商行或中间商人。相当于贸易中介、经纪人。汉代称驵、驵侩；汉至隋唐，称牙侩；明代称为牙行；近代以后演化为买办。

丸，每颗如弹子大小，用薄荷汤饭后含化。八物汤出自《拔粹方》，我在八物汤黄芪、白术、茯苓、甘草、熟地、白芍、当归、川芎八味药的基础上加用了砂仁、陈皮、香附、贝母，每味药各用一钱，每服用水二钟，姜三片，饭后服用。大补阴丸则出自《丹溪方》。患者服用以上药物后，病情就痊愈了。

评按：

患者平素性情急躁，肝经虚火易为激引，肝木不得舒展，木火内郁。因与丈夫大闹，其后肝火上冲，血随气升，故当即吐血二碗。肝气太旺，木火刑金，克伐肺金，故咳嗽三年不止。因此，谈允贤予四生丸加味凉血止血、平肝泻火为治。

四生丸出自《妇人大全良方》，原方由生荷叶、生艾叶、生柏叶、生地黄组成，故名四生丸。主治血分有热，肝经火旺，血热妄行，木火刑金所致的吐血、衄血等上部出血证。

方中生地黄甘寒入肝，功能凉血养阴止血，是一味较好的止血药，古人于热证出血多用之，可用生地黄绞汁内服。《伤寒论》中，黄土汤、胶艾汤等几个止血方均用到了生地黄。宋代《信效方》载有用生地黄止血的两则医案，作者阎孝忠在汝州时，外出验尸，而当地保正赵温却没有到场，阎孝忠问其所在，当地人回答说赵温"衄血数斗，昏沉欲死"。阎遂前往探视赵温，见赵温鼻出血如同滴水。阎先予止血效验方煎水服，又吹止血药入鼻，皆无效果。阎孝忠思之良久，认为"止血莫过生地黄"，遂急购生地黄十多斤，因来不及煎汁，于是嘱咐赵温生吃，并以地黄渣塞鼻中，赵温生吃地黄到三四斤，衄血遂止。后阎孝忠的姐姐患吐血，阎也用生地黄捣烂绞取汁煎服，每日用数升，亦三日痊愈。

生柏叶即生侧柏叶，侧柏叶炒炭有很好的收敛止血作用，而生用则能凉血止血，也是一味常用的止血药。艾叶亦为常用的止血之品，熟艾叶能温经止血，生用则其温热之性不显，古人认为其"生寒熟热"或"生温熟热"，加之与生地、生柏叶同用，则转为凉血止血之效。生荷叶因其性上升，虑其升举气机，故谈氏去之不用。

又加黄连、山栀仁、杏仁、贝母，则各为其用。黄连泻三焦之火，其性苦降。山栀仁一则善能清解郁热，二则能凉血止血。清解郁热如栀子豉汤、越鞠丸等皆用栀子，为清解火郁要药。患者素有郁怒，又为肝火上冲激引，谈氏用栀子正为合法。杏仁、贝母止咳。杏仁降肺气，气顺则血顺，气降则血降。贝母润肺、清肺、敛肺，主治咳痰带血之证。因此，谈氏在四生丸基础上加用黄连、山栀仁、杏仁、贝母四味甚为精当，可谓各司其属。

予四生丸之后，谈氏又予八物汤加砂仁、陈皮、香附、贝母。八物汤出自《拔粹方》，《拔粹方》又名《济生拔粹》，为元代杜思敬所编辑的一部医学丛书，其中收录了金元名医张元素、李杲、王好古、罗天益、朱震亨、窦杰等人的多部医书。谈氏所选用的八物汤应为王好古《医垒元戎》中的八物汤，由黄芪、白术、茯苓、甘草、熟地、白芍、当归、川芎等八味组成，与八珍汤仅差一味，八珍汤用人参，而八物汤用黄芪。张璐说："八珍、八物功用悬殊，以人参专补脏腑元气，黄芪惟司营卫开合也。"加砂仁、陈皮、香附理气顺气。砂仁又能收纳元气。香附性能宣畅，能通行十二经、奇经八脉，主一切气，善解气郁、血郁，为气中之血药，气顺则血顺。川芎为血中之气药，与香附配伍，则气血并调。

八物汤之后，再予大补阴丸。大补阴丸由熟地、知母、黄柏、龟甲、猪脊髓组成，功能滋阴养血降火，知母、黄柏清肝肾相火，养阴复旧，以绝后患。

综观此案，可知谈允贤诊病疗疾谨守病机的特点，其用药丝丝入扣，每方每药各司其属，无一味多余之品。选方亦为灵动，四生丸、八物汤、大补阴丸，犹如剥茧抽丝，精细入微。

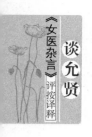

风湿麻木

客船上一妇人年四十岁，患两手麻木，六年不愈。询其病原，云无分春秋、昼夜、风雨、阴晴，日逐把舵，自得疾以来服药^①无效。某以风湿症治之，灸八穴遂愈。

肩髃_{二穴}　曲池_{二穴}　支沟_{二穴}　列缺_{二穴}

又服除湿苍术汤_{出《拔粹方》}。

白话译：

我有次乘船的时候，客船上有一名四十岁的中年妇女，罹患双手麻木的疾病已经六年，而不能痊愈。询问她的得病原因，回答说她不分春夏秋冬、白天黑夜、刮风下雨、阴天晴天，每天都要把舵划船，自从得了这个双手麻木的疾病以来，服用了很多药物都没有效果。我按照风湿病进行治疗，为她艾灸了八处穴位，她的病情就痊愈了。我选取的穴位包括肩髃左右两穴、曲池左右两穴、支沟左右两穴、列缺左右两穴，一共八处穴位。除了艾灸八处穴位以外，还让她服用除湿苍术汤，除湿苍术汤出自《拔粹方》。

评按：

此案为风湿证。患者为中年妇女，因劳作辛苦，不分春秋、昼夜、

---

① 药：原字脱，据文义补。

风雨、阴晴，日逐把舵，遂受风湿，闭阻经络、肌肉、血脉，发为风湿麻木证。谈允贤予灸法及除湿苍术汤治疗。

谈氏擅长灸法，此案因外受风湿而致麻木，正适宜使用灸法。艾灸用艾叶辛香之性，借助火热之力，能温通经络、祛湿除寒，对风湿、寒湿证疗效最佳。谈氏所在无锡地处江南吴地，河流纵横，湿气颇重，艾灸能祛寒湿，唐代孙思邈先生在《备急千金要方》中说："凡宦游吴蜀，体上常须三两处灸之。"吴蜀两地正是湿气较重之处。谈允贤之前，历代还有不少医家擅长灸法，如晋代著名道士葛洪之妻鲍姑便是一位擅长灸法的女医家，宋代窦材也推崇灸法，在其所著《扁鹊心书》中力推保命之法"灼艾第一、丹药第二、附子第三"，可见艾灸的温经之效。

本案谈氏艾灸所取之穴位为肩髃、曲池、支沟、列缺几处。其中，肩髃即肩髃穴，为手阳明大肠经穴，主"中风手足不遂，偏风，风痪，风痿，风病，半身不遂，热风肩中热，头不可回顾，肩臂疼痛，臂无力，手不能向头，挛急，风热隐疹，颜色枯焦，劳气泄精，伤寒热不已，四肢热，诸瘿气"。唐代鲁州刺史库狄嶔患风痹，手不能挽弓，名医甄权为其针刺肩髃，进针后即可拉弓射箭，可见肩髃穴治风痹之效。

曲池亦为手阳明大肠经穴，主"绕踝风，手臂红肿，肘中痛，偏风半身不遂，恶风邪气，泣出喜忘，风隐疹，喉痹不能言，胸中烦满，臂膊疼痛，筋缓捉物不得，挽弓不开，屈伸难，风痹，肘细无力，伤寒余热不尽，皮肤干燥，瘰疬癫疾，举体痛痒如虫啮，皮脱作疮，皮肤痂疥，妇人经脉不通"。

支沟为手少阳三焦经穴，主"热病汗不出，肩臂酸重，胁腋痛，四肢不举。霍乱吐泻，口噤不开，暴喑不能言。心闷不已，卒心痛。鬼击，伤寒结胸，痀疮疥癣。妇人妊脉不通，产后血晕，不省人事"。

列缺为手太阴肺经穴，主"偏风口面㖞斜，手腕无力，半身不遂，掌中热，口噤不开，寒热疟，呕沫，咳嗽，善笑，纵唇口，健忘，溺血精出，阴茎痛，小便热，痫惊妄见，面目四肢臃肿，肩痹，胸背寒栗，少气不足以息，尸厥寒热，交两手而瞀。实则胸背热，汗出，四肢暴

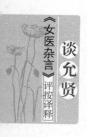

肿；虚则胸背寒栗，少气不足以息"。

以上四穴均位于上臂，皆可治上肢风痹、肩臂疼痛等症，艾灸更能温经散寒、祛风除湿。

所用除湿苍术汤为李东垣之方，由苍术、防风、黄柏、柴胡数味组成。其中苍术辛苦温，功能祛风湿，善于治疗风寒湿证。苍术与防风配伍，则增祛风除湿之功；与黄柏配伍，则主治风湿热痹。李东垣认为"苍术别有雄壮上行之气，能除湿，下安太阴，使邪气不传入脾也"。

血 淋

一妇人年三十八岁，得患血崩三月不止，转成血淋三年，服药无効①。询其故，云家以烧窑为业，夫出自运砖，凡一日运至二更才止，偶因经事，遂成此症。某谓劳碌太过，用补中益气汤出《丹溪方》加黄芩　香附各一钱　大蓟一钱五分。后服大补阴丸即愈。

此后有患如此疾妇女五六人，服此皆效。

白话译：

有一名三十八岁的中年妇女，得了崩漏病，三个月都止不住经血，后来转成了尿血的血淋病，病情迁延三年，服用各种药物都没有效果。病人找我诊治，我询问她的患病起因，她回答说她家里是从事烧砖窑行业的，丈夫外出，她就亲自搬运火砖，每天要搬运到半夜二更时分才歇息，偶因月经期间如此劳累，于是得了这个病。我为她诊断后，认为她是劳累太过而耗伤了元气，于是用补中益气汤加黄芩一钱、香附一钱、大蓟一钱五分为她治疗，然后让她再服用大补阴丸，病情就痊愈了。在此例病患以后，我还曾遇到过类似于这样病情的患者五六人，用上述的方药进行治疗，都有很好的效果。

---

① 効："效"的异体字。

本例病患为中年妇女，家以烧窑为业。按月行经为妇女的生理特点，妇女每当月事之时，脉络空虚，应当适当休养，不可劳累过度。而此妇出身贫苦百姓之家，月经之时不得休养，反而运砖辛劳，每日拉砖至二更才止，由此伤及气虚，元气亏损，气不能摄血，发为虚劳，故患崩漏三月不止，后又转为血淋三年，服药无效。其核心病机在于元气亏损、气不摄血。故谈允贤处以补中益气汤加黄芩、香附、大蓟，再以大补阴丸生阴血善后，紧扣病机，加减巧妙。

补中益气汤为金代名医李东垣先生名方，方由黄芪、白术、人参、陈皮、当归身、升麻、柴胡、炙甘草八味组成，功能补中益气、升阳举陷。方中黄芪、白术、人参能大补中气，元气足则能固摄，合当归则气血同补。升麻、柴胡两味，升麻入阳明，柴胡入少阳。阳明主持中焦，中焦土气厚则能生长，而升麻从中焦而升，合黄芪、白术、人参，则中焦元气得以升发。少阳为春生之气以成，春风鼓动，则万物生成，故柴胡合黄芪、白术、人参、当归滋养气血之药，则气血得生。

升麻、柴胡又为祛风除邪之药，若虚中夹邪，全在此两味灵活化裁。虚劳患者由于气血不足、卫表空虚，容易遭受风邪，故汉唐以前的补虚方常于补虚药中配伍风药，如《金匮要略》薯蓣丸方，主治虚劳诸不足，风气百疾，方由山药、人参、白术、川芎、阿胶、茯苓、干地黄、芍药、大枣、当归、麦门冬、干姜、曲等配伍防风、柴胡、桔梗、豆黄卷、杏仁、白蔹等风药而成，实为补中益气汤之渊薮。因此，学者学习补中益气汤一方，还应思索其源流，有利于灵活运用该方，如薯蓣丸与补中益气汤两方即有一定渊源关系。

补中益气汤用于气虚血证往往有良效，笔者运用此方在临床上治疗各种因气虚所致出血性疾病，都取得非常好的效果。如曾治疗一名五十多岁的痔疮便血罗姓男性患者，患者患痔疮二十多年，此次复发两天，内痔脱出，大便便下鲜血呈射血状，就诊于昆明市中医院肛肠科，医生建议手术治疗。患者不愿轻易手术，于是来云南中医学院门诊部请笔者运用中医治疗。一般治疗痔疮，医者很容易误判为"火重"而予以清热凉血止血之药，往往百无一效。笔者诊其脉，得沉细之象，遂谨守病机，处以补中益气汤加荆芥、防风、白芷、枳壳、香附、炒地榆、炒槐米，一剂见效，内痔缩回，便血停止，此后至今两年多未发。患者后来门诊惊喜地告诉笔者，其亲友中有痔疮者，他也将笔者此方抄予，也往往立见奇效。笔者嘱其此方运用于痔疮应当符合气虚病机。此外，补中益气汤治疗因气不摄血所致的尿血、血小板减少、上消化道出血等，皆有良效。

谈允贤在补中益气汤中加入黄芩、香附、大蓟，也十分巧妙。黄芩、大蓟有止血之功。大蓟利尿通淋、凉血止血。而黄芩通治三焦火郁，患者血淋日久，气机必不通，而生郁火，发为淋涩，黄芩解其郁生之热，配伍补中益气温补之品，其苦寒之性又不显，不至于伤及中气。香附为妇科仙药，能行气中之血，擅长解气郁，患者病程日久，必生郁证，以香附行气，气顺则血顺，归循正道；且香附与黄芩、大蓟配伍，则郁生之虚热可解，淋涩可消。加减精当，可见谈氏功底之老辣。

滑　胎

一妇人年二十六七，有胎即堕，凡堕六胎，虽服药不得成。某问其故，其妇性沉怒不发言，火内动之故。遂用紫苏安胎饮_{出《丹溪方》}。

后用於潜白术_{米泔水浸}　鼠尾黄芩_{醋炙}　各二两　上为细末，每日空心紫苏汤调下二钱，始得胎安，遂生一女。

白话译：

有一名二十六七岁的青年妇女，每次一怀上胎儿后，不久就会流产，总共流产了六胎，服用了很多药物都保不住胎儿。患者找我诊治，我询问她的病因时，发现这名妇女性情抑郁，容易发怒，而且不爱说话。这是肝气郁结、郁火内动、扰动胎元，从而导致流产。于是我用了《丹溪方》中的紫苏安胎饮为她治疗。后来又用米泔水浸於潜白术二两、醋炙鼠尾黄芩二两，共同研磨成细末，每天清晨空腹的时候，用紫苏煎汤送服药散两钱，这才安固了胎元，患者后来顺利地产下了一名女婴。

评按：

本案为滑胎病案，案中妇人每于怀胎之后，不久便流产。谈允贤经过详细问诊，发现病人性情抑郁，容易发怒，并且不爱说话，认为是因肝气郁结、郁火内动、扰动胎元而导致的流产，因而用元代名医朱丹溪的紫苏安胎饮及白术、黄芩等品为其治疗，取得了很好的效果，患者顺利产下一女。

朱丹溪善用紫苏、白术、黄芩等品安胎，颇有心法，对后世影响极大，《名医类案·堕胎》中便以丹溪治疗滑胎之医案为首，为滑胎证治之名案。其一案云："丹溪治一妇，有胎至三个月之左右即堕。其脉左大无力，重取则涩，乃血少也。以其妙年，只补中气，使血自荣。时正初夏，浓煎白术汤，调黄芩末一钱服之，至三四两，得保全而生。"本案丹溪以浓煎白术汤补中气，黄芩清肝中虚热，故能取效。

其二案云："一妇年三十余，或经住，或成形未具，其胎必堕。察其性急多怒，色黑气实，此相火太盛，不能生气化胎，反食气伤精故也，亦壮火食气之理。因令住经第二月用黄芩、白术、当归、甘草，服至三月尽止药，后生一子。"本案病因病机与谈允贤此案何其相似，都因肝经相火太旺所致，丹溪认为相火太旺，壮火食气，食气伤精则胎堕，故用黄芩清泻肝经相火安胎，白术补中益气安胎，当归益肝血、制相火。谈允贤此案选用黄芩、白术、苏叶等品，很明显是对丹溪安胎心法的继承与发挥，由此可见谈氏学术源流之渊薮。

黄芩、白术、紫苏都是古代常用的安胎保胎药。黄芩苦寒，得白术能安胎。金代名医张元素认为黄芩有九大功效，第一是泄肺热，第二是治疗上焦皮肤风热风湿，第三是去诸热，第四是利胸中之气，第五是消痰膈，第六是除脾经诸湿，第七是夏月须用，第八是妇人产后养阴退阳，第九便是能安胎。朱丹溪认为"黄芩、白术乃安胎圣药，俗以黄芩为寒而不敢用，盖不知胎孕宜清热凉血，血不妄行，乃能养胎"。《丹溪纂要》以黄芩、白术等分，炒为末，用米汤调和成梧桐子大小的丸药，每服五十九，用白汤送服。并认为妊娠调理，以四物汤去地黄，加白术、黄芩为末，常服效果甚佳。自丹溪所论后，后世医家多以"黄芩同白术，为安胎清热圣药"。

白术一味，张元素亦认为其有九大功效，第一是温中，第二可去脾胃中湿，第三可除胃中热，第四可强脾胃、进饮食，第五可和胃生津液，第六可止肌热，第七可治四肢困倦、嗜卧、目不能开、不思饮食，第八可止渴，第九也即是可以安胎。白术与黄芩同为前人视为安胎圣药。

紫苏也是常用安胎药，同时又可舒畅肝气。李时珍认为："苏从酥，音酥，舒畅也。苏性舒畅，行气和血，故谓之苏。"谈允贤所治此案病人肝气郁结、郁火内动、扰动胎元，以紫苏疏肝解郁、和中安胎，正为合拍。总言之，谈允贤此案以紫苏汤调服白术、黄芩末，可谓灵机慧性，至为巧妙，充分体现了谈氏对金元先贤名医临证经验的发挥。

本则病案不仅有较大的学术价值，也有较大的实用价值和现实意义。近年来，我国习惯性流产病人数量呈上升趋势，给不少病人和家庭带来了巨大的痛苦。中国古代，传统医学在安胎、保胎方面，积累了丰富的临床经验，值得后人学习和借鉴。谈允贤此案便是一个值得学习和思考的成功医案。但临床安胎、保胎，尚须辨证论治，根据病人的寒、热、虚、实灵活用药，才能取得效果。即便是前人所赞誉的"安胎圣药"白术、黄芩，若不加辨证滥用之，亦不能成功保胎。清代名医陈修园便有此方面的体会。陈修园的夫人连续怀胎即堕，陈修园这样一位大名医先是"迷信"丹溪"白术、黄芩为安胎圣药"，连用白术、黄芩为妻保胎，但却连堕胎五次，遂疑凉药能堕胎，后力排族中耆老众议，毅然用四物汤加鹿角胶、补骨脂、续断温补，始保胎成功。自此，陈修园认为凉药能堕胎，保胎应用大温大补之剂，使子宫常有暖气，则胎自日长而有成。

其实，保胎药有寒有热，应该根据病因病机，辨证论治而选用。若病人体质偏虚偏寒，则宜用温补，若误用黄芩，自然如饮鸩毒；若病人如谈允贤此案，肝郁有热，则黄芩、白术自为安胎圣药。因此，安胎也应遵从仲景之语"观其脉证，知犯何逆，随证治之"，如此方能取得疗效。笔者曾治疗一名二十八岁的杜姓青年妇女，曲靖会泽县人，2014年5月诊，怀孕四个月少量见红，到云南中西医结合医院诊治，治疗后出血止，但彩超两次提示宫内积血，同时又有外感，患者惶惑不安，遂来笔者门诊求治。笔者先以参苏饮两剂，患者感冒即愈。再诊其脉，脉甚细弱，投以党参、黄芪、炒白术、苏叶、当归、香附、枳壳、广木香、艾叶炭、砂仁、川续断、陈皮、炙甘草，补中益气、行气和中安胎，五剂后，宫内积血消退而胎安，后足月顺产一男婴。

古代在保胎方面，的确经验积累十分丰富，早在张仲景《金匮要略》中即有胶艾汤，唐·孙思邈先生有千金保孕丸，近代张锡纯《医学衷中参西录》有寿胎丸。清初傅山《傅青主女科》则说："气旺则胎牢，气衰则胎堕。"多用人参或黄芪。明代张介宾对此病治法总结得较好，《景岳全书·妇人规》说："凡妊娠之数见堕胎者，必以气脉亏损而然……凡胎孕不固，无非气血损伤之病，盖气虚则提摄不固，血虚则灌溉不周，所以多致小产。故善保胎者，必当专顾血虚，宜以胎元饮（人参、当归、杜仲、芍药、熟地、白术、炙甘草、陈皮）为主而加减用之，其次则芍药芎归汤，再次则泰山磐石散或千金保孕丸，皆有夺造化之功，所当酌用也。又凡胎热者血易动，血动者胎不安，故堕于内热而虚者亦常有之。若脾气虚而血热者，宜四圣散；肝肾虚而血热者，宜凉胎饮；肝脾虚而血热者，宜固胎煎。"

笔者认为，肾脉以系胞，中气以固胎，肝主筋藏血，临证安胎保胎应以肝脾肾三脏为主。首先肾气要足，方能成胎以系胞；其次脾胃中气要足，方能滋养孕育胎元，中气托举，胎元方得稳固；再次肝血足而肝筋柔润，胎元方安。肝脾肾三脏充盛的基础上，还须气血调和。补肾固肾则如川续断、杜仲、桑寄生、菟丝子、巴戟天、补骨脂、枸杞、山茱萸等品；补中则如人参、党参、黄芪、白术、山药之属；调肝滋肝如白芍、黄芩、地黄、制首乌之属；调气如苏叶、香附、木香、砂仁、陈皮之属；调血如阿胶、艾叶及小蓟、当归、川芎之属。而最重要的核心则在于辨证，即前所谓"随证治之"。

滑胎

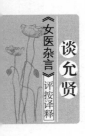

疬疮（一）

一女子年一十九岁，患两颈疬疮，灸八穴，遂发脓，溃^①其根，如灯心之状，其疮即愈。

医风 二穴　肩井 二穴　天井 二穴　肘尖 二穴

白话译：

有一名十九岁的年轻女子，颈部两侧患瘰疬疮肿，找我诊治。我为她艾灸了八处穴位，疮肿发脓而溃破，疮肿根脚的形状犹如灯心草，这样病人的疮肿也就痊愈了。我为她灸取的穴位包括医风左右两穴、肩井左右两穴、天井左右两穴、肘尖左右两穴。

评按：

疬疮的病理机制，辨治特点，及取穴要义，详见后"使女疬疮"案。本案要留意的是疬证用灸之理和溃脓的辨识。

《外科理例》云："疮疡在外者引而拔之，在内者疏而下之，灼艾之功甚大。"清代吴师机云："外治之理即内治之理，外治之药亦内治之药，所异者法尔。"以温灸助疮疡脓溃而愈，法在扶正祛邪，温通经脉，托邪外出，与内治机理相同。《外科启玄》云："托者，起也，上也，痈毒之发，外之内者，邪必攻内，自然之理，当用托里汤液，内加升麻、

———————————

① 溃：原作"聩"，据文义改。

金银花，使荣卫通行，血脉调和，疮毒消散，故云疮家无一日不托里也。"此为治疡至理，当为滥用苦寒者戒。《外科理例》亦有训："舍是（编者注：指灸法）而用苦寒之剂，其壮实内有火者或可，彼怯弱气寒，未有不败者也，若服克伐之剂，气血愈虚，脓因不溃，必假火力以成功。"相较内服汤药，灸法可使机体直接受力，故见效更快。

《外科正宗》曰："盖艾火拔引郁毒，透通疮窍，使内毒有路而外发，诚为疮科首节第一法也，贵在乎早灸为佳。"并指出判断溃脓预后的方法："溃脓稠，肉色红活，核肿渐消，肩项自便，渐敛者顺。溃后易消易敛，气体平和，胸膈宽利，饮食知味者顺。已溃脓水清稀，肌肉消铄，自汗盗汗，寒热不睡者逆。溃后阴虚烦躁，作渴泄秘，男子骨蒸，女人经闭俱逆。"

疡证用灸亦须明辨部位，刘河间谓："灸刺疮疡，须分经络部分，气血多少，俞穴远近。"《外科理例》曰："痈疽初发，必先当头灸之，以开其户。次看所发分野属何经脉，即内用所属经脉之药，引经以发其表，外用所属经脉之俞穴针灸，以泄其邪，内外交治，邪无容矣。"

瘰疬生在两颈，是手少阳三焦经循行之处，本案取穴，医风穴（疑为翳风），是手足少阳之会，肩井穴系手少阳、足少阳、足阳明与阳维脉之会，天井穴是手少阳三焦经之合穴，均属循经取穴，翳风穴在耳垂部、耳根后，则又结合了近部取穴原则，肘尖穴可治瘰疬，属特效取穴法。

丹　毒

　　一妇人年四十三岁，其夫因无子，取①一妾带领出外，妇忧忿成疾，两腿火丹大发，又加热甚，其脉大而极数，医者多以忧愁郁结治之，皆不获效。某询其火丹之故，云自为室女时得此症，每遇劳碌忧忿必发，不久而退，惟今三月不痊。某意谓湿毒，治之，先用防己饮一贴出《丹溪方》，其热速退，又服一贴，火丹亦退大半，又于火丹红点处刺出恶血，又服前药二贴，火丹全退，又用四物汤、二陈汤出《局方》加砂仁一钱　人参二钱　苍术二钱　香附一钱。

　　上水二钟、姜三片空心服，调理半月而愈。

白话译：

　　有一名四十三岁的中年妇女，因为不能生子，她的丈夫便娶了小妾，并且带着小妾离开家，居住在外，这名妇女因此心怀忿怒而生了病。她的病情为两腿部发出很严重的火丹，而且发热很厉害，其脉象也脉大而数。医生大都按照忧愁郁结的情志病来治疗，但是都没有效果。病人找我诊治，我询问她发火丹的病因，她告诉我说，她还在少女未出嫁的时候就得了这个病，每当遇到辛苦劳碌的时候，或者忧愁忿怒的时候，就一定会发作，但不久就会消退，而这一次却都三个月了还不痊愈。我认为她这是湿毒引起的，于是按照湿毒来治疗。先用了出自《丹

---

　　① 取：同"娶"。

溪方》的防己饮一剂，病人的发热症状很快就消退了，又用了一剂防己饮，火丹退去一大半。又在火丹的红点处进行针刺，放出恶血，然后再给她服两剂防己饮，火丹就全部退完。再用《太平惠民和剂局方》里的四物汤、二陈汤加砂仁一钱、人参二钱、苍术二钱、香附一钱。上面这个方子用水二钟煎，加姜三片，空腹服用。这样调理半个月后就痊愈了。

评按：

火丹即丹毒，《诸病源候论·丹候》曰："丹者，人身体忽然变赤，如丹涂之状，故谓之丹，或发手足，或发腹上，如手掌大，皆风热恶毒所为。"主要病因为火毒，《诸病源候论·丹候》又云："风热毒气，客于腠理，热毒搏于血气，蒸发于外，其皮上热而赤。"该病表现为患处皮肤鲜红，色如涂丹，灼热肿胀，发于颜面者，称抱头丹，发于下肢者，称流火、腿游风等，本案即属后者，因有劳碌忧忿即发的病史特点，故辨证属气火怫盛，湿毒瘀结。前医亦看到情志病史，推测其治之不效的原因，其一，气化则湿化，气机怫郁，多兼痰湿瘀血等病理产物瘀滞，从本案谈氏用方看，本证当兼有形实邪，仅理气行气，恐有不及。其次，辨治怫热郁结，要着重辨气机怫郁和火热炽盛孰轻孰重，孰主孰次。火郁发之是以辛散透达之药，宣畅气机，透热外出，用于怫郁较明显的情况，若气火涌盛，邪热鸱张，则当苦寒直折其势，辅以壮水之主，用发散药反而煽风助火。本案脉大而极，是气郁化火，气血翻涌，火热盛极之象，若为气郁，脉当有或沉，或弦，或紧，或缓，或涩，或迟等气血郁滞的表现，故虽有情志不遂的病史，当前脉证并不支持气郁为主要病机。谈氏论脉，极精炼，唯其精，故能直指要点。前医既从忧愁郁结论治，恐多疏肝解郁，行气理气，是以不效。

《丹溪心法》卷三载防己饮两方：白术、木通、防己、槟榔、川芎、甘草梢、犀角、苍术（盐炒）、黄柏（酒炒）、生地黄（酒炒），主治脚气冲心。又方：苍术、黄柏、防己、南星、川芎、白芷、犀角、槟榔，治痰热食积，痰流注。

结合本案，当以前方为是。《医方考》曰："是方也，木通、防己、槟榔，通剂也，可以去塞；犀角、黄柏、生地、甘草，寒剂也，可以去热；苍白二术，燥剂也，可以去湿。然川芎能散血中之气，犀角能利气中之血。"患处色红如丹，以温病卫气营血辨证，邪热显然已波及血分，"入血则恐耗血动血，直须凉血散血"，犀角正是个中佳品（现以水牛角代）。方中槟榔又有引经之用，《退思集类方歌注》曰："槟榔下行疾速，坠诸药入下焦，消肿痛。"尽管该方在《丹溪心法》是治湿热脚气，但与此证湿毒郁结的病机相同，故可用以移治此证，所谓异病同治也。

刺血法是通过放血的方式，祛除邪气而达到调和气血、平衡阴阳的目的。本案热毒郁于血分，迫血妄行，溢于脉外，凉血散血是从内而治，点刺放血是从外施为，旁开出口，因势利导，通泻气火，予邪热以出路，且能直接排除离经之血，以防恶血瘀阻而生变故，相较内服汤药，取效更捷。刺血疗法亦有其禁忌，该法以祛邪为主，故对虚证，尤其是阴血不足者应当审慎，《灵枢·始终》曰："凡刺之法，必察其形气。"《灵枢·血络论》则云："脉气盛而血虚者，刺之则脱气，脱气则仆。"

血热退尽后，方用四物汤加人参，补气养血，又恐正虚邪恋，灰中伏火，故用二陈汤加砂仁、苍术、香附，行气解郁，化痰除湿，以除有形邪实，是为善后之法。

缠腰疬

一富家女年一十二岁，小腹有块生于丹田，医者误认肚痈，开刀七年脓水不干，至一十八岁，两颈及腰皆生肿块。某细询其原，即缠腰疬也。遂灸一十二穴，其块渐消，悞^①开刀疮口亦愈。

医风_{二穴}　肩井_{二穴}　手三里_{二穴}　内关_{二穴}　间使_{二穴}　天井_{二穴}

又服散肿溃坚汤_{出《试效方》}，去昆布、三棱，_加金银藤花_{三钱}　青皮_{一钱}。

上水二钟、姜三片煎服。

白话译：

有一名出生于富人家庭的女子，在十二岁的时候，小腹的丹田部位长了一个肿块。有位医生错误地把病人的这个肿块当成了肚腹部的痈肿，进行开刀治疗后，脓水流了整整七年也不干。病人到十八岁的时候，颈部两侧、腰部都长了肿块。病人找我诊治，我详细询问她的病情，认为她这个病就是缠腰疬，于是为她艾灸了十二处穴位，病人的肿块就渐渐消退，后来七年前开刀流脓不止的疮口也痊愈了。我为病人灸取的十二处穴位包括翳风左右两穴、肩井左右两穴、手三里左右两穴、内关左右两穴、间使左右两穴、天井左右两穴。还给病人内服出自《东垣试效方》的散肿溃坚汤，去掉了原方中的昆布、三棱，加金银藤花三

---

① 悞：同"误"。

钱、青皮一钱。上方用水二钟，加姜三片，煎服。

评按：

以温灸治病疮，是谈氏惯用手法，灸法温阳通脉，活血散结，补虚托毒，力专效捷。散肿溃坚汤见《东垣试效方》：黄芩（半酒炒，半生用）、知母、黄柏（酒炒）、龙胆草（酒炒）、天花粉、桔梗、昆布（酒炒）、柴胡、升麻、连翘、甘草、三棱（酒炒）、莪术（酒炒）、葛根、当归尾、芍药、黄连。其中黄芩、黄连、黄柏泄三焦热毒，龙胆草清少阳胆经湿热，天花粉养阴，兼消肿排脓，《日华子本草》曰："通小肠，排脓，消肿毒，生肌长肉，消扑损瘀血，治热狂时疾，乳痛，发背，痔瘘疮疖。"脓水数年不干，必有阴伤，予当归、芍药、知母滋养阴血，桔梗载药上行，柴胡入少阳经，升麻、葛根走阳明经，均是轻清升散之品，三药同用，功在升举气机，领邪外出，如《太平惠民和剂局方》柴胡升麻汤，用在此处，则有托里透毒之意，且升麻本有解毒之功，《神农本草经》云："主解百毒，辟温疾、瘴邪。"昆布软坚散结，三棱、莪术活血破瘀，行气消肿，又恐病久不任攻伐，故去昆布、三棱，所加金银花是疮家圣药，其藤清热解毒之外尚可通经活络，陈士铎极推崇此药，《洞天奥旨·疮疡用金银花论》云："疮疡必用金银花者，以金银花可以消火毒，而又不耗气血。"青皮疏肝理气，气行则百脉皆活。

颈生痰核

一妇人年三十二岁，左颈患痰核，与灸二穴，医风左一穴　肩井左一穴。

又服当归连翘汤出《袖珍方》加二陈汤　苍术二钱　青皮一钱。

上水二钟、姜三片服之。十贴此核遂消。

白话译：

有一名三十二岁的青年妇女，左侧颈部长了痰核。病人找我诊治，我为她艾灸了两个穴位，包括左侧的翳风穴和左侧的肩井穴。又给她服出自《袖珍方》的当归连翘汤，加了二陈汤及苍术二钱、青皮一钱。上方用水二钟煎服，加姜三片。病人共服用了十剂，痰核就消退痊愈了。

评按：

颈部痰核，乃气滞痰凝所致，因部位相近，温灸取穴法同瘰疬。考当归连翘汤分见于《万病回春》（当归、连翘、防风、黄芩、荆芥、白芷、芍药、生地、山栀、白术、人参、阿胶、地榆、甘草，主治痔漏）《幼科类萃》（当归尾、连翘、川白芷、大黄、甘草，主治重舌、唇口生疮）《普济方》（引《卫生家宝》：当归、黄连、甘草、连翘、南黄柏，主治眼白睛红，隐涩难开），上述诸方与本案不尽相符，谈氏所合二陈汤加味，则属丹溪经验。《丹溪心法》云："凡人身上中下有块者，多是痰。"又认为："二陈汤一身之痰都治管，如要下行，加引下药，在上加引上药。"《丹溪治法心要》卷八载案：一人患虚损，一身俱是块，乃一身俱是痰也，二陈汤加白芥子研入，并姜炒黄连同煎服之。苍术燥湿健脾，以绝生痰之源，其气味雄厚，药力四布，表里兼入，《丹溪心法》赞："许学士用苍术治痰成窠囊一边行，极妙。"青皮《汤液本草》云："足厥阴经引经药，又入手少阳经。"《医学启源》曰："厥阴、少阳之分有病用之，破坚癖，散滞气。"《本草备要》曰："除痰消痞，治肝气郁结，胁痛多怒，久疟结癖，疝痛，乳肿。"治痰之要在顺气，青皮疏肝理气，散结消痰，其归经部位与主治功效均与本案相益。

癞 疮

一妇人年二十三岁，患满身疮癞，不能举步，痛痒不可忍。某询其居处，所居不蔽风日，产后渐得此疮疾，一年不愈。某谓产后气血未和，乘虚被风抟于皮肤之间，故发此症，付人参败毒散出《局方》加连翘一钱　金银藤花二钱　天麻一钱

上水二钟、姜三片煎服。

又擦药合掌散出《摘玄方》，十日即愈。

白话译：

有一名二十三岁的青年妇女，全身长满了疮癞，以致不能举步行走，并且又痛又痒，难以忍受。病人找我诊治，我询问了她的居处环境，她说她居住的房屋不能遮风蔽日，生产之后就逐渐得了这疮癞的疾病，得病一年都不能痊愈。我认为她是因为产后气血不和，本来正是体虚之时，又被风吹，风邪抟结于皮肤之间，以此缘由，发为此病。我给她服出自《太平惠民和剂局方》的人参败毒散，加连翘一钱、金银藤花二钱、天麻一钱。上方用水二钟、姜三片，煎服。除外，还给她用了外擦的药物，出自《摘玄方》的合掌散。十天后，病人的病情就痊愈了。

评按：

《诸病源候论·诸癞候》曰："凡癞病，皆是恶风及犯触忌害得之。"
《外科启玄》论癞风疮曰："近称大风是也，初受杀物之风而五脏乘虚而

入，日久气血俱病，上下体俱有疮，手足指脱，眼瞎鼻崩毛落，身紫烂臭流脓。"本案得自产后百脉空虚之际，邪风乘虚而入，诊断不难，值得师法的是谈氏的选方思路。一张治气虚外感的处方，谈氏用于癞疮，相较俗医动辄清热解毒、祛风止痒，高出甚多，要理解其思路，可从以下两方面进行思考。

一方面，要准确把握病证的实质，不要惑于表象。本案癞疮，虽属外科疮证，但并非所有疮疡都是风火热毒而治以苦寒泻火，凉血消肿，须知病之所发是内外合因的结果。外感六淫、七情牵引、跌仆金刃等为外在诱因，脏腑功能、气血阴阳是内因，疾病是外因作用于内因而产生的，辨证论治须两者兼顾，而重点在后者。首先，病证的实质是机体自身的气血阴阳失调和脏腑功能失常，这是辨证的主体，论治的对象；其次，"外邪之感，受本难知，发则可辨，因发知受（《伤寒溯源集》）"。中医学对病因，尤其是外感六淫的认识，一定程度上是通过审证求因，即从证候表现逆推病因，再类比归纳总结而得；最后，不论是祛邪，还是扶正，方药是通过调理以至恢复机体的气血阴阳平衡和脏腑功能达到治病目的，中医学也有针对特定病原施用的专病专方，乃是辨证论治的有益补充，但不是中医学的主体，故辨证论治之"证"应着重从机体本身的病理改变去认识。

近代医家祝味菊说："病原仅为刺激之诱因，病变之顺逆，预后之吉凶，体力实左右之，此病原繁多，本体唯一之义也。"（《伤寒质难》，下同）他比喻："六淫造病，有如媒妁然，及其既婚，媒者休矣。"而辨证论治的原理和优势在于"病原之发现，随时代而变迁，人体之自然疗能，历万古而不易。"具体做法则曰："邪正相搏，吾人审察其进退消长之趋势，而予匡扶之道，此协助自然之疗法也。"祝氏"本体疗法"并非偏废病因学说，旨在强调辨证论治的着眼点和下手处，这与中医学治人以治病的思想是一致的。以本案观之，产后气血亏虚，表气不充，卫外不固是内因，风日不蔽是外因，风性善行数变，内外相合，形成体表气血逆乱，郁热不宣的病机。

谈氏此案，虽言治风，实质却是升散通络，开郁透热，所以，要做到圆机活法，平中见奇，除准确把握病证实质外，另一方面要灵活理解方药的真实含义，不可泥于主治范围，应从其根本属性上探求方义实质。

人参败毒散为钱乙所创，见录于《太平圣惠和剂局方》：柴胡（去苗）、甘草（烂）、桔梗、人参（去芦）、川芎、茯苓（去皮）、枳壳（去瓤，麸炒）、前胡（去苗，洗）、羌活（去苗）、独活（去苗），主治伤寒时气，头痛项强，壮热恶寒，身体烦疼，及寒壅咳嗽，鼻塞声重，风痰头痛，呕哕寒热。

方中柴胡、前胡、羌活、独活、川芎等辛散发表，桔梗、枳壳宣肺理气，茯苓化湿，人参补虚，鼓邪从汗而解，以益气解表理解该方未尝不可，但羌活、独活等辛散药却不仅囿于解表一途，从其药味属性来认识则更接近本义。《素问·阴阳应象大论》曰："辛甘发散为阳。"张志聪注曰："辛走气而性散。"故知味辛的药物具有走窜发散、疏通气血的特质，解表只是其衍生之一用，所谓解表无非是利用风药（即辛散宣透走表的药物）"走气而性散"的功效，调节体表气血津液，恢复表气卫外功能，明乎此理，则风药之用法广矣，发表、散结、解郁、胜湿、举陷、活血、行气、通阳等均可变通运用。李东垣升阳散火汤意在火郁发之，齐集升麻、葛根、羌活、独活、柴胡等升散药，便是在一个"发"字上用力。清代喻嘉言更以人参败毒散逆流挽舟，为世人称道。近代温病学家赵绍琴先生善用风药，颇多心得，他举荆芥广论风药："荆芥既能疏风，又能胜湿，既入气分宣郁，又入血分通络，故为治疗隐疹必用之品。古云：治风先治血，血行风自灭。所谓血行非指纯用血分药，乃令血行流通之意耳。风药自可通络宣郁行滞，故不可缺也。"又云："疮疡之为病全是气血壅滞，热郁不散，结聚成毒，轻则为痛肿，甚则为疔毒，推究其病机，一言以蔽之曰，结郁为病也，若郁开结散，则何毒之生？"（《赵绍琴临床经验辑要》）则谈氏主选人参败毒散，其理可明也。方后所加，金银花乃为郁热而设，又是疮家圣药。天麻息风

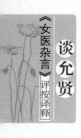
解痉，化痰定惊，《名医别录》谓其"消痈肿"，于本证不无裨益，不唯如此，本证以风邪为诱因，以致气血逆乱，《庄子·齐物论》云："夫大块噫气，其名为风。"不论内外，风的实质是气机疾速流动，只是成因不同，治法有别，外风宜散，与羌活、独活等辛散风药相比，则天麻用在此处隐然有内风宜息之意，以绝内外相引。

泄 泻

一富家妇年三十三岁，患泄泻，服药无効。询其故，饮食太过不能尅化，此为脾家久受虚湿所致。用艾火灸五穴，其泻渐止，又服和胃白术丸出《摘玄方》。

上脘一穴　中脘一穴　下脘一穴　天枢二穴

至八月复灸　膏盲二穴　脾腧二穴　大权一穴　三里二穴　遂获全愈。

白话译：

有一名富贵人家的妇女，三十三岁，患了泄泻，曾服用过不少药物都没有效果。我仔细询问她之后，考虑她的病因是因为饮食太过，脾胃不能运化，这是脾胃久虚又受到湿邪侵袭所引起的。于是我用艾火为她灸了五处穴位，患者的泄泻就渐渐停止了，然后再接着给她服用《摘玄方》中和胃白术丸。我所选择的五处穴位包括上脘穴一处、中脘穴一处、下脘穴一处、天枢穴左右两处。到八月的时候再灸膏盲穴左右两处、脾腧穴左右两处、大权穴一处、足三里穴左右两处，病人就完全痊愈了。

评按：

本案病机为脾虚夹湿，饮食太过，不能运化所致泄泻。《黄帝内经》云："湿盛则濡泄。"患者脾虚而土不制水，湿盛则濡泄。谈氏治法先以艾火灸上脘、中脘、下脘、天枢诸穴，再服和胃白术丸，泄泻渐

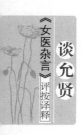

止。是法为温脾除湿之法。后再灸膏肓、脾腧、大杈、足三里等穴，恢复脾胃元气，故获痊愈。

上脘、中脘、下脘为任脉经穴。

上脘在巨阙下一寸，脐上五寸，为足阳明、手太阳、任脉之会，属胃而络脾，能主腹中雷鸣，饮食不化，霍乱呕吐下利，腹痛，反胃呕吐，食不下，腹胀气满等症。

中脘在上脘下一寸，脐上四寸，主饮食不进，反胃，赤白泄痢，腹痛泄泻，霍乱，泻出不知，饮食不化等症。

下脘在中脘下两寸，脐上两寸，古人认为下脘穴当胃下口与小肠上口，水谷于是入焉，主腹坚硬，胃胀，羸瘦，腹痛，六腑气寒，水谷不转化，不嗜食，反胃等症。

天枢为足阳明胃经穴位，夹脐中两旁各两寸陷下处，主泄泻，赤白痢，水痢不止，饮食不下，水肿腹胀肠鸣，久积冷气，烦满呕吐，霍乱，冬月感寒泄利，腹胀气喘等症。

以上几处穴位均可调理脾胃，以艾灸之，有温脾之功。

泄泻为临证常见病证。李中梓《医宗必读·泄泻》说："脾土强者，自能胜湿，无湿则不泄，故曰湿多成五泄。若土虚不能制湿，则风寒与热皆得干之而为病。"可见泄泻与脾虚湿盛之间的密切关系。李中梓还将治疗泄泻的方法概括为著名的"治泄九法"，即淡渗、升提、清凉、疏利、甘缓、酸收、燥脾、温肾、固涩九法。其中，淡渗"使湿从小便而去，如农人治涝，导其下流，虽处卑监，不忧巨浸。经曰：治湿不利小便，非其治也"；燥脾温补脾土，"土德无惭，水邪不滥，故泻皆成于土湿，湿皆本于脾虚，仓廪得职，水谷善分，虚而不培，湿淫转甚。经云虚者补之是也。"淡渗、燥脾两法与谈允贤此案治法一致，可与参看。下面兹举笔者临床治疗泄泻医案一则以互证，供读者参考。

2002年9月，笔者在四川省德昌县热河乡卫生院下乡，9月底到11月时，遇当地小儿秋泻（病毒性肠炎）流行，西医抗病毒、抗炎、促消化、蒙脱石散止泻等治疗无效，大多只能予以补液维持。周边棉花村、田村、联合村、田湾村、青山村，甚至附近乡镇，病儿越来越多，都以腹泻清水或伴腹痛、呕吐、发热为主要症状。

笔者门诊所收治第一例患儿，察其指纹淡，考虑脾虚湿盛泄，处以胃苓汤加味淡渗利湿止泻，但却无效。第二例为联合村松林坪患儿，两岁多，泄泻两天，笔者仍考虑脾虚泄泻，改方七味白术散。患儿服药后，当日白天病情缓了一缓，泄泻减轻，但后半夜家属又来敲门，诉患儿哭闹不止，腹痛泻下数次。笔者无法，只得予西医补液维持。后家属带患儿乡下、县城四处求治，中西医各种方法用遍，甚至用石榴皮煎汤，泄泻近一个月也不见好。

后秋泻患儿又来好几例，用过中医、西医好几种方法治疗皆无效，所处又为乡下，家属不可能有耐心每天带患儿补液。笔者甚为苦恼。所幸当时下乡，随身带有几部便于携带的中医古籍作为参考，如《先醒斋医学广笔记》《万病回春》《医宗必读》《医灯续焰》《本经逢原》等几部。是晚下门诊之后，于窗前点上台灯挑灯夜读，向古人请教疑难。读至《医宗必读》，一行字忽映入眼帘，"鹜泄，中寒，糟粕不化，色如鸭粪，澄澈清冷，小便清白，附子理中汤"，一时豁然开朗，如醍醐灌顶。

翌日，开门迎诊，当天第一位为热河乡集镇附近棉花村患儿，一岁半，患泄泻数日，间断哭闹。笔者问家属，患儿腹泻大便是不是就像鸭子屎，水是水，渣是渣，也没有什么热气（澄澈清冷）呢？家属回答称是。笔者还亲观患儿腹泻物，果如《医宗必读》所言。遂处以附子理中汤加减：制附片（先煎半小时）6g，干姜8g，肉桂4g，红参8g，炒白术8g，茯苓10g，丁香4g，葛根8g，白蔻6g，炙甘草4g。疗效出奇，患儿一剂即愈。后笔者全以此方加减，两个月间治疗近百例秋泻患儿，都收到了极好的效果。《内经》病机十九条中说："诸病水液，澄澈清冷，皆属于寒。"本病便符合此段经文旨义。笔者先予胃苓汤、七味白术散，因一重于湿，一重于脾虚，而未顾及于寒，因此未收寸功。当时为深秋渐浓，秋气肃杀，伤及小儿脾胃阳气，而为秋泻，故附子理中汤加味而效。

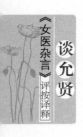

谈允贤治疗予艾灸上脘、中脘、下脘、天枢，再服和胃白术丸，不啻一剂附子理中汤，后予灸膏肓、脾腧、大杈、足三里等穴，亦行温补之法，复脾胃阳气，甚为巧妙。

笔者在四川省德昌县中医院工作时，曾于一次工作之余，寻幽访奇，带几名实习生到县城郊外名胜凤凰嘴道观仓圣宫郊游，与观中道长相谈甚欢，道长曾传余一治疗腹泻的药方，即用米汤煮车前子饮用。此方虽然看似简单，但却紧扣脾虚湿盛病机，方中以米汤养胃滋脾，以车前子渗湿利湿，用于脾虚湿盛的泄泻，当有一定效果，盖道医之法，兹录于此，供读者参考。

小儿白泻

一富家女年方八岁，患白泻，医者误为疳泻，一年不愈。细询其故，此女后母所出，某谓爱过必为食伤，用火灸五穴，又服保和丸一料_{出《摘玄方》}其泻即愈。

上脘_{二穴}　中脘_{一穴}　下脘_{一穴}　食关_{二穴}

白话译：

有一富家的小女儿，年纪才八岁，得了白泻的病证，前医误认为是疳积导致的泄泻，治疗了一年也不能痊愈。仔细地询问其中原因，才得知这名女童是后母所生。我认为应该是家属溺爱太过，导致饮食太过而伤食。我为患儿艾灸了五处穴位，又给她服了一料出自《摘玄方》的保和丸，患儿的泄泻很快就痊愈了。我为患儿艾灸的五处穴位包括上脘两穴、中脘一穴、下脘一穴、食关两穴。

评按：

此例病儿所患白泻，指小儿泄泻，大便色白稀薄，常伴有腹胀、腹痛、唇淡等。前医以为是疳积所导致的泄泻，治疗一年无效。而谈氏经过仔细问诊，认为是家属溺爱太过，导致饮食太过而伤食。于是为患儿艾灸上脘、中脘、下脘、食关几处穴位，并予服用保和丸一料而病愈。

上脘、中脘、下脘、食关几处穴位均能调治脾胃，火灸暖脾，犹一剂理中温脾之方，促进脾胃运化升降。

保和丸由山楂、神曲、莱菔子、半夏、陈皮、茯苓、连翘诸味组成，功能消食、导滞、和胃，为消食名方，临床功用颇大。小儿脏腑娇嫩，脾胃柔弱，饮食稍有不慎，则容易伤及脾胃，饮食不化，食、痰、水、湿停聚，从而导致一系列病证。凡因饮食积滞所导致的呕吐、泄泻、发热、咳嗽、胃胀、腹胀、腹痛、厌食等，或以上病证及外感兼见饮食积滞，皆可用本方加减，往往立见显效。兹举笔者医案两则以说明。

某男，31岁，2010年11月诊。适值寒潮南下，气温初降，未及添衣保暖，受大风吹，先受风寒，伤及脾胃，出现发热、呕吐、泄泻等症，服藿香正气液、附子理中丸、风寒感冒颗粒后，发热退、呕吐止，但泄泻加重。两日两夜间，泄泻数十次，一夜可达二十余次，凡进食、饮水，随即泻下。以致饮水一口，立刻胃脘间转动一响，随即入厕，泻下清水，初时尚有粪渣，后纯为清水下泄如注，大便有如小便。又服西药泻立停、蒙脱石、诺氟沙星胶囊，并无寸效。渐至不能进食，乃至不能饮水，精神委顿。诊其脉浮滑而数，考虑其脾胃先中风寒，后伤饮食，饮食积滞中焦，脾胃运化停顿，不能升清降浊，故进食、饮水不得转输，水谷随即泻下。仲景书有"热结旁流"一证，此证可谓"食结旁流"。遂处以保和丸浓缩丸。患者服药后，疗效奇佳，八颗浓缩保和丸服下不过十多分钟，忽觉胃中有物有声一转，泄泻顿止，试稍进饮食，亦不再泻，数日泄泻之苦，立时痊愈。

某女性患儿，三岁半，2012年6月诊。先是外感1周，就诊4天前端午节前夕，家属予食粽子1枚，夜间出现发热。就诊于昆明市儿童医院，输液治疗两天，病情无好转，发热不退。刻诊：发热，体温38.2℃，鼻流浊涕，口唇唇色深红，指纹紫滞，现于风关气关，舌苔白厚而腻，脉浮滑数。辨证考虑食滞中焦、风热外感夹湿。方拟保和丸加味：焦山楂15g，神曲10g，炒莱菔子8g，炒麦芽10g，法半夏6g，茯苓10g，陈皮6g，连翘6g，银花藤12g，枇杷叶8g，薄荷叶6g，桑叶

6g，白蔻 6g，柴胡 8g，滑石 10g，佩兰叶 6g，黄芩 5g，藿香 8g，芦根 10g，生甘草 4g。两剂，水煎服。两日后，家长来诉，患儿才服药 1 剂，发热即退，安静熟睡，唇色由深红转为正常淡红色，鼻流浊涕亦好转。并说患儿近一个月以来，唇色一直深红，此次服药 1 剂，唇色即恢复正常，令家属十分高兴。按家属经验，该患儿一旦出现唇色深红，便容易生病。盖脾为后天之本也！

由此可见，保和丸一方只要辨证用之，功效往往出奇制胜。除上两则病案所论泄泻、发热之外，一些儿科患者，咳嗽累周经月不愈，若在辨证的基础上加用保和丸方，也常常能收奇效。但方中山楂、神曲、莱菔子毕竟为消导攻伐之剂，当中病即止，不可过服。有一些家长常常喜欢用大山楂丸、保和丸、山楂片等消食药物或食品予小儿常服，认为可以健脾，殊不知过犹不及，长期服用消食药反而会耗伤脾胃之气，消铄肌肉，因此保和丸方的运用应当符合食滞的病机，切不可滥用，更不可长期服用。

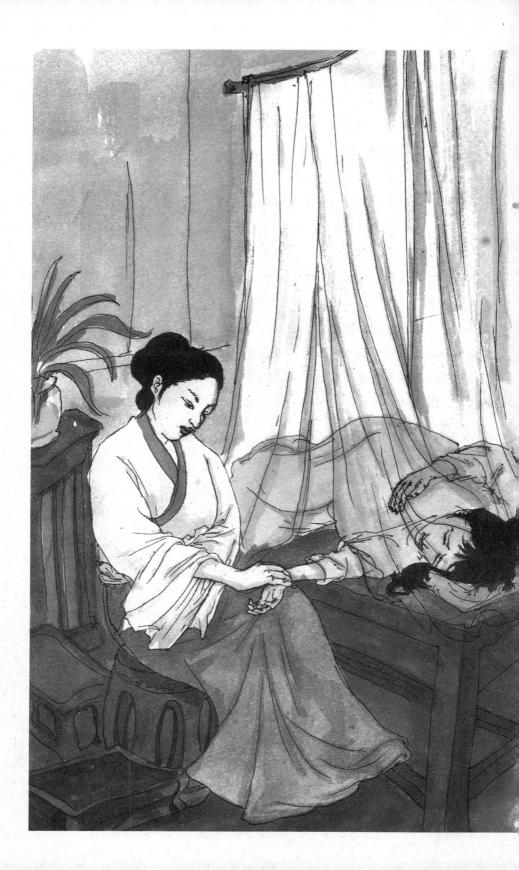

疟 痢

一妇人年二十一岁，初，受胎六个月，患叠日疟痢将三月。询其故，云偶食鸡面，彼翁姑嗔责遂得此症，先付安胎和气之剂，服之无效。后服二陈汤 加香附一钱　神曲一钱　砂仁一钱　木香三分　苍术一钱　厚朴一钱　柴胡一钱

服之稍可。得九个月产下死胎，其妇将危，疟痢复作，急与四物汤 加玄胡索一钱　白术二钱　陈皮二钱　神曲炒一钱　黑干姜一钱　香附二钱　砂仁一钱　苍术一钱　厚朴二钱　草果一钱

服之疟痢稍缓，米饮加进，后又付药六贴，去草果、玄胡索、干姜 加人参一钱　木香三分　茯苓二钱　陈皮一钱

又服蒙姜黄连丸出《摘玄方》，其病即愈。

白话译：

有一名二十一岁的年轻妇女，怀孕六个月的时候，得了叠日疟痢，病情迁延将近三个月。患者找我诊治，我询问她的发病起因，患者告诉我说，她怀孕的时候有一次偶然吃了鸡面，被她的公公婆婆责骂，于是就落下了这个病。我先给她用了安胎调气的方药，服后没有效果。再给她用二陈汤加香附一钱、神曲一钱、砂仁一钱、木香三分、苍术一钱、厚朴一钱、柴胡一钱，服后病情稍微好转了一些。但到怀胎九个月的时候产下了死胎，患者的病情加重，疟痢再次复发。我急与她服四物汤加玄胡索一钱、白术二钱、陈皮二钱、炒神曲一钱、黑干姜一钱、香附二

钱、砂仁一钱、苍术一钱、厚朴二钱、草果一钱。患者服后，疟痢稍微缓解一些，能喝些米汤了。后又再予上方加减六剂，去了草果、玄胡索、干姜，加人参一钱、木香三分、茯苓二钱、陈皮一钱。后又让她服出自《摘玄方》的蒙姜黄连丸，患者的病情才痊愈了。

评按：

疟痢，即古人所谓疟久不瘥，寒热邪气内传肠胃，以寒热往来，泻下脓血，赤白相杂，或伴腹痛为主要症状。因此本案患者应有寒热往来、泻下脓血便等病情。谈氏经过仔细问诊，得知是因患者怀孕时，因一次被责骂，由此得了这个病。先予安胎调气无效，可知胎儿难保。后予二陈汤加香附、神曲、砂仁、木香、苍术、厚朴、柴胡而收效。患者食鸡面后又遭斥责，肝气不疏，郁结成痰，痰涎结聚胸中，发为痰疟，故用二陈汤。由此可知，患者应还有寒热交作、头痛眩晕、痰多呕逆、脉弦滑等痰疟表现。

方中二陈汤燥湿化痰行气，香附疏理肝气，柴胡疏利少阳，苍术、厚朴、木香、砂仁调和中焦脾胃。综观此方，实际总体隐含有二陈汤、小柴胡汤、平胃散、越鞠丸等诸方之意。寒热往来，邪气郁结于少阳，而脾胃先伤，故用柴胡、半夏疏利少阳，李东垣认为诸经之疟皆以柴胡为君。半夏能交通阴阳，引阳入阴，和解少阳半表半里之邪。张仲景治疗寒热往来之疟，以小柴胡汤为主，此案病患因伤脾胃，故去黄芩之苦寒，而仅留柴胡、半夏。

香附、神曲、苍术裁自越鞠丸方之意，患者孕而饮食后受责骂，气郁在先，因气郁生食郁，气郁、食郁生痰郁、湿郁。《丹溪心法·六郁》说："气血冲和，万病不生，一有怫郁，诸病生焉。故人身诸病，多生于郁。"本病之成，与郁结关系密切，故治郁也为本病治疗中重要的一个环节。因此，谈氏以香附解气郁，神曲解食郁，苍术解痰郁、湿郁，直指起病之因。

因伤脾胃，故谈允贤又以平胃散燥湿和中，调和脾胃。平胃散一方源于《太平惠民和剂局方》，原方由苍术、厚朴、陈皮、炙甘草、生姜、大枣诸味组成，为治疗痰湿阻滞脾胃的基础方，合木香、砂仁调理脾胃更佳。《太平惠民和剂局方》载平胃散"治脾胃不和，不思饮食，心腹胁肋胀满刺痛，口苦无味，胸满短气，呕哕恶心反酸，面色萎黄，肌体瘦弱，怠惰嗜卧，体重节痛，常多自利，或发霍乱，及五噎八反胃，并宜服……常服调气暖胃，化宿食，消痰饮，辟风、寒、冷、湿四时非节之气。"《太平惠民和剂局方·指南总论·论瘴疟证候》还说："孕妇患疟疾，难为用药，但只可与草果饮，兼用平胃散。"平胃散合半夏又仿不换金正气散（平胃散加半夏、藿香），不换金正气散可治"四时伤寒，瘴疫时气，头痛壮热，山岚瘴气，寒热往来，霍乱吐泻，赤白下利"等症，此案用此方意正为合拍。

后患者产下死胎，疟痢再次复发，谈氏再予前方加减，用四物汤加玄胡索、白术、陈皮、炒神曲、黑干姜、香附、砂仁、苍术、厚朴、草果。四物汤合玄胡索、黑干姜、香附，用于小产后调理颇善，其余再加平胃散、草果、陈皮、白术、砂仁之属理中焦而调治疟痢。病情缓解之后，则加人参、木香、茯苓、陈皮，及蒙姜黄连丸，扶助正气，恢复脾胃功能而愈。

以上遣方用药或针对痰，或针对郁，或针对湿，或调中焦脾胃，或疏肝理气，丝丝入扣，无一味多余，足可见谈氏组方之精当。

翻胃呕吐

一妇人年五十二岁，患翻胃呕吐，每日止饮酒几瓯，如见米粒即呕去。如是者一年，赢瘦太甚，身如死形。遂以火灸五穴：

上脘一穴　中脘一穴　下脘一穴　食关二穴

初上艾火即爆去，比他人甚异，次又速桩艾炷①亦就爆去，第三次方得火力。回家吃虾羹一碗，又吃鲜鱼粥一盏即不吐。次日二更复呕尤甚，见有一物，将水盆漾之，天明视之，乃一匾②虫也，长五寸，阔一寸许。后服和胃白术丸一料，饮食渐加，形貌如常，遂获痊安。

白话译：

有一名五十二岁的妇女，得了翻胃呕吐之证，每天只能喝下几杯酒，如果吃一点米粒就立刻呕去。就这样患病整整一年，身体瘦弱不堪，看起来犹如死人之形。患者请我诊治，我为她火灸五处穴位，包括上脘一穴、中脘一穴、下脘一穴、食关左右二穴。刚开始为她上艾灸的时候，艾火就爆去熄灭了，和常人相比，十分奇异。于是再赶紧给她做成艾炷灸，也爆去了。直到第三次方得火力，艾灸才算成功。患者回家后，立时就能吃下一碗虾羹，又吃了一盏鲜鱼粥，当时也没有呕吐。到了第二天二更时分，呕吐才再次发作，十分剧烈，并且呕下一物，丢在

---

① 桩：音"庄"，此指制作艾柱。

② 匾：同"扁"。

水盆里装了起来。等天亮的时候一看呕吐物，原来是一条扁虫，长五寸，宽一寸左右。后又再给患者服了一料和胃白术丸，患者饮食开始渐渐恢复，身形外貌也渐渐恢复如常，于是病情就痊愈了。

评按：

此案病例为翻胃，翻胃又名反胃，也有严格区分反胃与翻胃的，认为食入即翻而出者为翻胃，朝食暮吐、暮食朝吐为反胃，实际二者病机大多相似。《金匮要略》所谓朝食暮吐，暮食朝吐，宿谷不化，名曰胃反。反胃多见于噎膈之后，或与噎膈、呕吐同见。唐代医家王冰以噎塞而食不得入，为有火，属热；反胃而食入反出，是无火，属寒。金代名医张元素将吐症分为三种情况：上焦吐者，皆从于气，食则暴吐，为噎塞病；中焦吐者，皆从于积，或先吐而痛，或先痛而吐，为病在中脘，为呕吐；下焦吐者，皆从于寒，朝食暮吐，暮食朝吐，为反胃病。明代医家龚廷贤将翻胃病机分为血虚、气虚、有痰、有热四种。血虚脉数而无力；气虚脉缓而无力；气血俱虚者，口中多出沫，但见沫大出者必死；有热者，脉数而有力；有痰者，脉必滑数。血虚以四物汤为主，气虚以四君子汤为主，有痰以二陈汤为主，阴火上炎者，以童便、竹沥、韭汁、猪羊乳等。明代医家李中梓以反胃而脉大有力，作热治；脉小无力，作寒医；色之黄白而枯者为虚寒，色之红赤而泽者为实热。

谈允贤所治为五十二岁老年妇女，翻胃呕吐整整一年，饮食难下，稍进米饮即呕去，每天只能喝下几杯酒。再加寄生虫阻滞肠胃，更加饮食不下。明代医家张介宾认为虫病"或由湿热，或由生冷，或由肥甘，或由滞腻，皆可生虫，非独湿热已也。然以数者之中，又惟生冷生虫为最"，虫积于内，中阳更衰。如此一来，患者翻胃再加饮酒一年，重伤脾胃，无异于雪上加霜。一年后，身体瘦弱不堪，犹如死人形状。谈氏为病者行火灸之法，取穴上脘、中脘、下脘、食关，温中阳、祛寒湿而通关隘而愈。医案中所说刚开始为病患进行艾灸的时候，艾火立刻便爆去熄灭，连续三次方得火力，盖因病患日久无阳之故也。

本案奇特处有二，一是患者最后呕出䖲虫而愈，二是患者一年间饮食不进，每天只能饮酒数杯。古代本草书皆说酒性大辛大热有毒，所谓"素喜热食者，内必多寒"，患者中阳亏虚，故唯借酒性辛热暖胃，行气活血开关之力，方能不吐。但酒之一物，早酒伤胃，宿酒伤脾，饮之过久则伤脾败胃，又能助生湿邪，耗损中阳。因此，本案患者日日饮酒实是饮鸩止渴，只能使中阳更虚，湿邪更甚。张介宾说："凡饮酒致伤者，多宜除湿利水，若或伤气，亦宜间用人参。"谈允贤治本案，无论是艾灸上脘、中脘、下脘、食关，还是之后予和胃白术丸调养，都是从脾胃着手，可谓正治之法。笔者临证曾治疗过不少酒精中毒的患者，兹举一案以供读者参阅。

2004 年，笔者在四川省德昌县热河卫生院下乡期间，时值 12 月天气，夜间气温可降至零摄氏度左右。一日清晨六点多，镇上一百货店老板急送一患者求治。患者为一名 23 岁的小伙子，为百货店老板娘表弟，家住镇外某村，头一夜邀约三位朋友在镇上饭店饮酒作乐，四人当晚便饮下啤酒一箱、白酒两瓶、葡萄酒两瓶。半夜，各自回家，患者骑自行车才到集镇街口，便醉倒沟中躺了一夜，到天亮才被扫街人发现，告知其姐，于是急送卫生院找我救治。患者送来时，神志不清，深昏迷状态，面色苍白，四肢厥冷，呼吸微弱，血压为零。患者表姐忧虑万分，告诉笔者说这名小伙子的父亲三年前就是因为大量饮酒导致急性酒精中毒过世的，担心他也步其父后尘，希望笔者能尽力抢救。

笔者急予患者西医法抢救，予补液、升压、抗休克治疗，两个小时后将其血压升到80/50mmHg。但此后，患者血压不再上升，也一直处于昏迷状态，直到上午11点，仍然昏迷不醒，四肢厥冷。其表姐夫来问，患者酒醉在沟中冻了一夜，是否可以熬姜汤灌服。笔者灵机一动，告诉他不必了，我给患者开中药救治。于是处以附子理中汤合葛花解酲汤、五苓散加减：制附片 20g，干姜 20g，桂枝 15g，红参 20g，炒白术 15g，茯苓 20g，泽泻 20g，猪苓 12g，葛根 15g，菖蒲 12g，砂仁 10g，白蔻 12g，木香 15g，陈皮 12g，苏叶 12g，炙甘草 6g。急煎，中午12点通过胃管灌下，不多时，患者脸色渐渐泛红，四肢回暖，血压上升，膀胱充盈，予尿管导出大量尿液。至下午两点多，神志渐渐清醒过来，后痊愈出院。

此案患者为大量饮酒，酒湿伤及中阳，又醉倒街头受冻一夜，元阳受损，故笔者予以附子理中汤、四逆汤温中回阳，五苓散气化水饮酒湿，木香、陈皮、苏叶、砂仁、白蔻、菖蒲温脾养胃，行气开窍而愈。因此，笔者认为酒湿所伤应以调脾胃为主。谈允贤艾灸上脘、中脘、下脘、食关等穴，亦同附子理中之法。

荷叶癣风

一妇人年二十三岁，患荷叶癣风，先与防风通圣散出《袖珍方》，后与北桃头、柳头、黄荆、枸杞、椿树、飞盐、生矾、金银花、楝树根、皂角，每晚洗一次。又莒茹散合六神散俱出《摘玄方》，浴后用醋调前药以茄子擦上。如无茄子，用生姜擦两个月即愈。

白话译：

有一名二十三岁的年轻妇女得了荷叶癣风，我先给她服用出自《袖珍方》的防风通圣散，后再用北桃头、柳头、黄荆、枸杞、椿树、飞盐、生矾、金银花、楝树根、皂角煎汤，每晚用药汤洗患处一次。又用出自《摘玄方》的莒茹散合六神散，让病人沐浴后，用醋调莒茹散、六神散，以茄子擦上。如果没有茄子，用生姜擦两个月也可以治愈。

评按：

中医学几千年的积累沉淀，总结出大量行之有效的治法方药，外治内治，不一而足，高明的医者，当通晓各种治法，临证择善而从。在谈氏为数不多的医案中，可以窥见她多元化的治方及挥洒自如的手段，外则敷、洗、刺、灸，内则膏、丹、丸、散，恢恢乎游刃有余，其善治医者也夫！

荷叶癣风，属钱币状皮炎，又称"金钱癣""铜钱癣""环癣""笔管癣"，中医多从风、湿、瘀、火、虚、燥、虫、毒等认识，治法常有祛风除湿、清热解毒、杀虫止痒、养血润燥等。本案内服方防风通圣散，见录于多部医书，离谈氏较近的有张元素《医学启源》和方贤《奇效良方》等，最常用的是《黄帝素问宣明论方》所载，虽药物略有出入，但都是疏风除湿、泻火通便、表里同治的方剂。以《黄帝素问宣明论方》为例：滑石、甘草、石膏、黄芩、桔梗、防风、川芎、当归、芍药、连翘、麻黄、薄荷叶、大黄、芒硝、白术、山栀、荆芥。其中防风、荆芥、麻黄疏表开腠理，透热于外，滑石、大黄、芒硝利尿通腑，导热于下，石膏、黄芩、栀子清热泻火，川芎、当归、芍药和血祛风，连翘、薄荷火郁发之，桔梗宣通三焦，白术化湿，甘草护胃，共奏疏风通腑、清热解毒、表里双解之功。

内服之外，外治也颇考究，《素问·至真要大论》曰："内者内治，外者外治。"所谓良工不废外治也。

桃树根干切片称桃根或桃头，属凉血止血类药，《本草纲目》谓："疗黄疸，身目如金。"并载桃根水煎汁浸洗，治五痔作痛。《贵州民间方药集》曰："煮水洗可治风湿，外用消痈肿。"《本草再新》曰："柳头味苦，性凉，无毒，平肝，散热，能托能散，败毒，发斑，治小儿痧痘等症。"《生草药性备要》又载樟柳头："治水肿，消痈肿恶疮，落胎，杀虫。"《草木便方》载黄荆："养肝，利窍，坚齿，聪耳明目，止带浊，疗风痹，颓疝。"捣烂外敷，治虫、蛇咬伤，灭蚊。《本草纲目》言椿叶："苦、温，有小毒，煮水，洗疮疥风疽。"椿皮"去口鼻疳虫，杀蛔虫疥"。《本草纲目》载生矾："但煅干汁用，谓之枯矾，不煅者为生矾。"时珍曰："矾石治喉痹，痈疽，中蛊，蛇虫伤螫，取其解毒也。"金银花清热解毒，楝树祛风杀虫，皂角辛温，治风癣疥癞或皮肤麻木，死肌，风痹顽皮等证，《本草图经》云："疏风气。"《本草纲目》云："服之则治风湿痰喘肿满，杀虫；涂之则散肿消毒，搜风治疮。"上述诸药旨在杀虫止痒，成方外洗，皮肤直接吸收，以期速效。

莒茹散即间茹散，见《卫生宝鉴》及《太平圣惠方》卷六十二、卷九十，前者方：水银、好茶、间茹、轻粉少许，研细末，油调搽患处，治疥疮经久不愈者。后者方：间茹　藜芦（去芦头）、珍珠末、硫黄（细锉，研）、雄黄（细研）、白矾（烧令汁尽）、干姜（生用）、麝香（细研），研细为散，治缓疽，肿痛，肉坚厚如牛领皮。又方：间茹、桑螵蛸、地龙、乳香、黄丹、黄柏（细研）、麝香（细研）、糯米粉、腻粉，研细为散，井水和砂糖调药敷之，治小儿恶疮久不愈者。另《千金方》有间茹膏，治一切恶疮、疥、癣、疽、漏、痈。以上诸方用药有别，但均以杀虫止痒、祛风解毒为主。主药间茹《本草纲目》云："辛、寒，有小毒，蚀恶肉败疮死肌，杀疥虫，排脓恶血，除大风热气。"并载以间茹末，入轻粉，香油调敷，治疥疮瘙痒。

六神散分见于《奇效良方》《圣济总录》《普济方》《魏氏家藏方》《三因极一病证方论》《疮疡经验全书》等方书，主治各不相同，如《三因极一病证方论》所载是治小儿气虚发热，《普济方》所载治赤白泻痢，单《圣济总录》收录就有七个主治功效迥异的同名处方，谈氏所用实无可考。

醋调间茹散及六神散，以茄子或生姜擦。《随息居饮食谱》云茄子："活血，止痛，消痈，杀虫，已疟，瘕疝诸病。"《圣济总录》载茄子治热疮者，可见茄子除食用外，用于外治亦有清热活血、止痛消肿之效。

耳项风

一妇人年一十五岁，患满面耳项风，痒不可当，询其故，昔日产后所得。某谓产后见风太早，气血俱虚，其风乘虚而得于皮肤之间，似马蚁^①淫痒不可当。与补中益气汤　加　生地一钱　香附二钱　煎服。

又付洗药。皂角　苍术　各四两

上水六碗煎成膏，每朝洗面用一匙，又与莒茹散、茄子擦半月而愈。

白话译：

有一名十五岁的年轻妇女，得了满面耳项风，瘙痒十分剧烈。病人找我诊治，我询问她的发病缘起，她告诉我她这个病是过去产后才得的。我认为她的病因病机是产后气血亏虚，又见风太早，风邪乘其气血之虚而侵袭其皮肤之间，因此像蚂蚁爬到身上一样瘙痒难忍。我用补中益气汤加生地一钱、香附两钱，让她用水煎服用。又给她外洗的药物，用皂角、苍术各四两，以水六碗煎煮成膏状，每天早晨用一匙洗脸，又给她用莒茹散、茄子擦半个月后就痊愈了。

评按：

风胜则痒，《诸病源候论》云："风瘙痒者，是体虚受风，风入腠

---

① 马蚁：即蚂蚁。

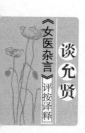

理，与气血相搏，而俱往来于皮肤之间。邪气微，不能冲击为痛，故但瘙痒也。"然治风之法不必概用荆芥、防风、蝉蜕等，务须辨证，辨证之要在明乎邪正胜负。正邪相争是中医学最重要的发病机制，主导着疾病的发生、发展、转归、预后等整个过程，是辨证的核心，论治的依据。疾病过程中，正邪互为消长，《素问·评热病论》曰："邪之所凑，其气必虚。"《灵枢·口问》曰："邪之所在，皆为不足。"《素问·刺法论》曰："正气存内，邪不可干。"辨证要兼顾正邪两方才能全面认识病机，即要从正虚处看到邪实的存在，在邪实处察知正虚的可能。风邪伤人必源于机体失调，表气不能卫外，邪方能从皮肤侵入，《灵枢·百病始生》曰："风雨寒热，不得虚，邪不能独伤人，卒然逢疾风暴雨而不病者，盖无虚，故邪不能独伤人，此必因虚邪之风，与其身形，两虚相得，乃客其形。"又云："虚邪之中人也，始于皮肤，皮肤缓则腠理开，开则邪从毛发入。"

本案所患正是如此，产后百脉空虚，风邪善行，最易乘虚而入。虽有邪风，却不宜用寻常辛散祛风药，须知药能愈病，非药能胜病，乃药能治人，人和则病愈，此时患者气血俱虚，无可抗邪，徒用辛散祛风药，不唯不能祛风外除，反因其辛散走窜之性，重耗气血，正治之法乃是益气养血，俟正气充沛，表气健固，自能拒风于外。谈氏治此证，用方精纯，不杂一味祛风药自乱方义，予补中益气汤，非唯务补益，方中柴胡、升麻尚有引药达表之用，较之单纯补益剂，针对性更强。生地养阴凉血，除与当归、黄芪、人参、白术共奏气血双补之功，更有"治风先治血"之意，香附行气通脉，有助气血流通散布。

内治固正强本，以绝病源，外治对症治标，以解燃眉。皂角杀虫止痒，《本草衍义》云苍术："气味辛烈。"朱震亨曰苍术："散风益气，总解诸郁。"《药品化义》曰："苍术，味辛主散，性温而燥，燥可去湿，专入脾胃，主治风寒湿痹，山岚瘴气，皮肤水肿，皆辛烈逐邪之功也。"两药熬膏洗面，一是取其辛温发散之性，促进肤表气血运行，血行风自灭，属辨证论治范畴。二是两药本有祛风止痒的特殊功效，用以外治，属专方专药用法，包括闾茹散、茄子敷擦亦属此列。

　　此处值得一提的是，辨证论治是中医的精髓和优势，但不是唯一方法，中医学之博大，在于对不同学术主张的真诚容纳。岳美中先生就倡导辨证论治与专方专药相结合，他认为："专方专药的好处是：一收效快；二药味少，价廉；三一般用法都比较简便。即具有效、廉、便的优点，有很高的价值。"（《岳美中医学文集·谈专方》）特别是局部外治，辨证论治之外，专方专药值得重视。

耳项风

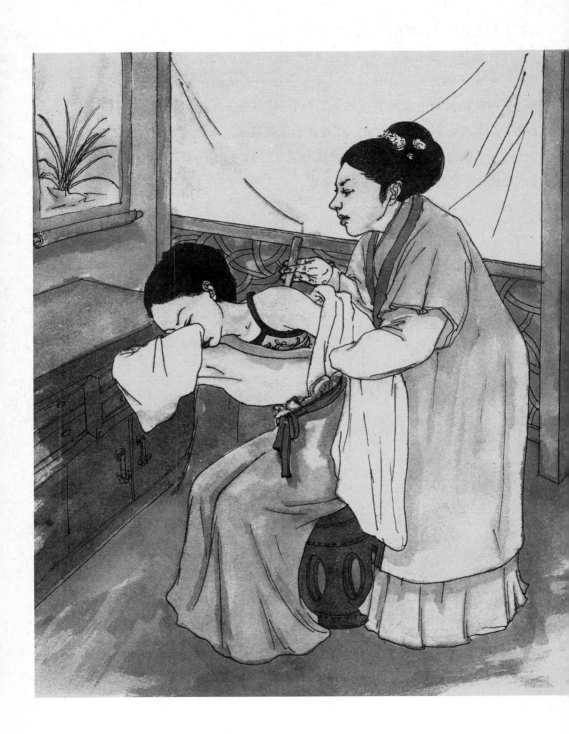

瘰疬（二）

　　一使女年一十五岁，患瘰疬，两颈有三十余肿块，每遇劳碌、夏天，大发寒热，块渐大。某与灸十六穴，肿块遂消，后不再发。隔一年后，曾食河豚毒物，亦不再发。

　　医风二穴　肩井二穴　肘尖二穴　天井二穴　手三里二穴　间使二穴
内关二穴　绝骨二穴

白话译：

　　有一名十五岁的婢女，得了瘰疬，颈部两侧有三十多个肿块，每当劳碌之后和夏天，便发作严重的恶寒发热，肿块也渐渐长大。我为她艾灸了十六处穴位之后，颈部的肿块就消退了，此后也不再发作。隔一年后，曾食用河豚等有毒的食物，也没有再复发。我为她艾灸的穴位包括医风左右两穴、肩井左右两穴、肘尖左右两穴、天井左右两穴、手三里左右两穴、间使左右两穴、内关左右两穴、绝骨左右两穴，共十六处穴位。

评按：

　　瘰疬见于《灵枢·寒热》："寒热瘰疬在于颈腋者，皆何气使生？岐伯曰：此皆鼠瘘寒热之毒气也，留于脉而不去者也。"《河间六书·瘰疬》云："夫瘰疬者．经所谓结核是也，或在耳前后，连及颈颌，下连缺盆，皆为瘰疬。"张景岳《类经》云："其状累然未溃者为瘰疬，已溃而脓不止者为鼠瘘。"《诸病源候论·诸瘘候·瘰疬瘘候》云:"此由风邪毒气,客于肌肉,随虚处而停结为瘰疬,或如梅、李、枣核等大小,两三相连在皮间,而时发寒热是也。久则变脓,溃成瘘也。"该病多因感受外来之毒气,留于经络,或由于情志不畅,肝气郁结,脾失健运,痰热内生,气滞痰凝,于颈项结成核块而成,日久痰郁化热,肝郁化火,下灼肾阴,热盛肉腐而成脓,破溃成疮,耗伤气血阴津,渐成虚证。亦可因肺肾阴亏,以致阴虚火旺,肺津不能输布,灼津为痰,痰火凝结,结于颈项,或痰浊凝结于筋,而成肿块结核。宋代《疮疡经验全书》对瘰疬的理法方药做了全面论述,治疗详分外治内治,其中神效灸法,就有灸肘尖的经验收录,左病灸右,右病灸左,此外,还记载了药食忌宜方面的注意事项。

医风穴即翳风穴,《针灸甲乙经》曰:"在耳后陷者中,按之引耳中。"《针灸集成》曰:"在耳根部,距耳五分。"是手足少阳之会,主治耳鸣、耳聋、口眼歪斜、口噤、颊肿、牙痛、瘰疬、暴喑、牙车急痛、耳中湿痒、耳红肿痛、视物不清,配天井穴可治瘰疬。

肩井穴,在大椎穴与肩峰连线中点,肩部最高处,系手少阳、足少阳、足阳明与阳维脉之会,主治肩背痹痛,手臂不举,颈项强痛,乳痛,中风,瘰疬,难产,诸虚百损。

肘尖穴,在肘后部,当尺骨鹰嘴的尖端,三焦经天井穴下1寸处,系经外奇穴,主治瘰疬、痈疽、疔疮、肠痈、霍乱。《奇效良方》曰:"肘尖两穴,在手肘骨上是穴,屈肘得之。治瘰疬,可灸七壮。"

天井穴,在上臂外侧,屈肘时,肘尖直上1寸凹陷处,手少阳三焦经之合穴,《灵枢·九针十二原》曰:"所入为合。"是经气由此深入,进而会合于脏腑的部位,功能行气散结,安神通络,主治偏头痛、耳聋、瘰疬等。

手三里穴,前臂背面桡侧,在阳溪穴与曲池穴连线上,肘横纹下2寸处,属手阳明大肠经,润化脾燥,升发脾气。

间使穴,在前臂掌侧,当曲泽与大陵的连线上,腕横纹上3寸,手厥阴心包经之经穴,《灵枢·九针十二原》曰:"所行为经。"脉气到此流通迅速。

内关穴,位于前臂正中,腕横纹上2寸,属手厥阴心包经,是络穴、八脉交会穴之一,经气至此分行到表里相属的手少阳三焦经,故穴如关隘,与三焦经相通,三焦经的络穴名外关,内关者乃表里相对而言。

绝骨穴,又名悬钟,在小腿外侧,当外踝尖上3寸,八会穴之髓会,系足少阳胆经,可泻胆火、清髓热、舒筋脉。

《类经》曰:"瘰疬必起于少阳,而后延及阳明,二经表里相传,乃至厥阴、太阴,俱能为病。"《疮疡经验全书》曰:"此症手少阳三焦主之。"其部位"初起生于耳下及项间,并顺颔下至缺盆,在锁子骨陷隐隐皮肤之内",恰是手少阳三焦经循行路线,故上述灸取诸穴,大部分属少阳经,或与少阳经相表里的经脉,此为取穴特点之一。其二,选取五腧穴,重视气机升降出入。五腧穴井、荥、输、经、合,是对脉气流通大小、深浅、远近、来去的比喻,因各有其五行属性,故五腧穴是脏腑经络之气的流行输注在五行原理上的概括。其三,注重腧穴的特殊作用,如肘尖穴治瘰疬等。

不　寐

一富家老妇年六十九岁，患气虚痰火全夜不睡，日中神思倦怠，诸药不効，病及二年。右手寸关二部脉甚洪大，左手心脉大虚。询其病原，乃因夫急症而故，痛极哭伤，遂得此症。某早晨用人参膏出《摘玄方》，日中用煎药八物汤出《丹溪方》 加 干山药　酸枣仁各一钱　辰砂五分　蒲黄三分　木通七分　远志一钱

水二钟、姜三片煎服。

晚用琥珀镇心丸出《丹溪方》，至三更用清气化痰丸出《摘玄方》，不三月其症遂愈，后甚肥壮，寿至八十岁而终。

白话译：

有一名富贵人家的老年妇女，六十九岁，罹患气虚痰火病证，整夜不能入睡，中午则神思倦怠，服用过许多方药都没有效果，病情一直拖延了两年。病人请我诊治，我为她诊脉，右手寸关两部的脉象非常洪大，左手心部的脉象则十分虚软。我询问她的发病起因，她说是因为当年她的丈夫得了急症而病故，当时十分悲伤而痛哭不止，之后就得了这个病。于是我让她早晨服用自出《摘玄方》的人参膏；中午服用出自《丹溪方》的八物汤加干山药一钱、酸枣仁一钱、辰砂五分、蒲黄三分、木通七分、远志一钱，用水二钟、姜三片煎服；晚上服用出自《丹溪方》的琥珀镇心丸；到半夜三更的时候，则再服用出自《摘玄方》的清气化痰丸。不到三个月，病人的病情就痊愈了，并且后来身体还十分强健，

活到了八十岁才寿终。

评按：

气虚痰火已点明病机，治法方药皆依此施为，此案看点在于：①辨脉虚实；②按时分治。

患者两手脉大，脉大指脉体阔大满指，《素问·脉要精微论》曰："大则病进。"《格致余论·脉大必病进论》曰："脉，血之所为，属阴。大，洪之别名，火之象，属阳。其病得之于内伤者，阴虚为阳所乘，故脉大当作虚治之；其病得之于外伤者，邪客于经，脉亦大，当作邪胜治之，合二者而观之，皆病证方长之势也，谓之病进，不亦宜乎？"可见脉大病进，有虚实之分，何以别之？《脉因证治》云："脉涩与弦而大，按之有力为实，无力为虚。"即不论何脉，在胃气不绝的前提下，重按之，有力为实，无力为虚，若胃气绝，脉失和缓而弦硬有力不作实看。本案两手脉俱大，但左手心脉大而虚，显是心气虚而泄于外，右寸关二部脉来洪大，按之不减，邪实之象昭然，左右互比，已揭示病机所在。

人参膏，《丹溪心法·附录》有用人参膏案一则：浦江郑义士病滞下，一夕忽昏仆，目上视，溲注而汗泄。翁诊之，脉大无伦，即告曰："此阴虚而阳暴绝也，盖得之病后酒且内，然吾能愈之。"即命制人参膏，而且促灸其气海。顷之手动，又顷而唇动。及参膏成，三饮之苏矣，其后服参膏尽数斤，病已。《本草纲目》收录此案并载人参膏制法：人参十两细切，以活水二十盏浸透，以桑柴火缓缓煎取十盏，滤汁，再以水十盏，煎取五盏，与前汁合煎成膏。

八物汤出自《拔粹方》，由黄芪、白术、茯苓、甘草、熟地、白芍、当归、川芎等八味组成。

琥珀汤、琥珀膏、琥珀散见《丹溪心法》，丹溪相关著作中并无琥珀镇心丸，查此方见于《何氏济生论》：琥珀、龙齿煅，研、川连酒炒、朱砂、麦冬、天竺黄、犀角、羚羊角研、枣仁、远志、茯神、石菖蒲、麝香、牛黄、珍珠、雄黄、金箔为衣。《何氏济生论》八卷是清代何镇

不

寐

·53·

（培元）1672 年所撰，成书年代距谈氏相去甚远，本案琥珀镇心丸是否该书所载，尚待考证，主药琥珀《本草纲目》云："安五脏，定魂魄，杀精魅邪鬼，消瘀血，通五淋。"从方名推测，当具清热化痰、镇心安神功效。

清气化痰丸，出自明代吴昆《医方考》，瓜蒌仁去油、陈皮去白、黄芩酒炒、杏仁去皮尖、枳实麸炒、茯苓、胆南星、制半夏，姜汁为丸。《医方考》成书于 1584 年，略晚于谈氏，不能笃定此处所用便是该方，但清热化痰功效，应无二致。

以上各方，分时服用，则体现了谈氏深厚的医学功底。早晨生机蓬勃，用人参膏，以独参之专，膏剂之滋，借天时之助，固本培元。日中阳气盛极而衰，方用八物汤加味，蒲黄凉血而不滞，合木通利尿清心，津血同调，寓消于补。日中之后，阳消阴长，气机沉降，枣仁可宁心安神，《神农本草经》更载其有"助阴气"之功，于心气外泄者，是对证之治，应时之需。远志之用，尤见巧思，此药化痰益智，更能交通心肾。本案从早晨人参膏专补精元，到日中补中寓消，再到晚上镇心安神，整个治法顺应一日气机之升降开合，在阴阳消长、升降交更之际用远志，有引阳入阴，交济水火之妙。最后一方，清气化痰丸，颇具匠心，盖三更子时，一阳初升，若体内有痰，必随气逆，予清气化痰丸，先其时清化痰浊，使天气清净，得保一日之安。《素问·生气通天论》曰："苍天之气，清净则志意治，顺之则阳气固，虽有贼邪，弗能害也，此因时之序。"谈氏此案得窥天人相应之奥，辨证论治，法于阴阳，合于时序，故能愈病益寿。

痿　证

一富家妇年四十五岁，得患痿症，一年不能起床，闻人声音即虚晕，或大便小便后亦虚晕。两手脉甚细弱，乃气血皆虚，又咳嗽痰中见血。询其故，先因有女身故，痛极哭伤，不隔半年，其夫变故，又因哭伤加病。其妇性亦躁急。

某先用琼玉膏　加　扁柏叶—两　贝母—两

次用人参六君子汤出《局方》四物汤　加　黄连—钱　山栀仁八分　香附—钱

临睡与朱砂安神丸。治之半月稍愈，三月后遂得起床。

白话译：

有一名四十五岁的富家中年妇女，得了痿证，整整一年卧病在床，听到人的声音就立刻感到虚脱眩晕，或者大便小便之后也感到虚脱眩晕。我为她诊脉，病人两手的脉象都非常细弱，这是气血虚弱的缘故，再加上病人还咳嗽痰中带血。我询问病人的发病起因，她告诉说，先因有女儿亡故，心痛至极而哭坏身体，不到半年后，她的丈夫也去世了，再次痛哭伤身，病情加重。我观察病人，发现她的性情比较急躁。于是先给她用琼玉膏加扁柏叶一两、贝母一两，再给她用出自《太平惠民和剂局方》的人参六君子汤、四物汤加黄连一钱、山栀仁八分、香附一钱，并让她睡前服用朱砂安神丸。治疗半个月后，病人的病情稍有好转，三个月后病情痊愈，便能起床了。

评按：

痿证是四肢痿软无力，手足不用，甚至肌肉消瘦萎缩的疾病，有"痿躄"之称。根据病因和证情之异，有皮痿、肉痿、脉痿、筋痿、骨痿、湿热痿、痰湿痿、燥热痿、血瘀痿、气虚痿、阴虚痿等，病机有肺热伤津、湿热浸淫、气血不足、肝肾亏虚等，须辨证论治。《丹溪心法》详论其治方："痿证断不可作风治而用风药。有湿热、湿痰、气虚、血虚、瘀血。湿热，东垣健步丸加燥湿降阴火，苍术、黄芩、黄柏、牛膝之类；湿痰，二陈汤加苍术、白术、黄芩、黄柏、竹沥、姜汁；气虚，四君子汤加黄芩、黄柏、苍术之类；血虚，四物汤加黄柏、苍术，煎送补阴丸；亦有食积、死血妨碍不得下降者，大率属热，用参术四物汤、黄柏之类。"

根据案中脉证所得，闻声即晕，乃正虚于内，稍受扰动便不能自主，便后虚晕，是精气失摄，二便出即随之外泄，佐证脉甚细弱，气血亏虚显而易见。另有咳嗽痰中带血，则非气血亏虚所致，溯其因，始知性素躁急，复伤忧恚，怒则肝逆，悲则肺伤，金不制木，肝火犯肺，是咳痰见血之因。详审发病缘由，是谈氏辨治高明之处，这一点在很多医案中都有体现，所谓"必伏其所主，而先其所因"，详查病证起因，常能为辨证论治指明方向。

本案分别使用膏、汤、丸三种剂型，根据病证缓急，正邪虚实，在不同的病程阶段，选用不同剂型，是谈氏用药特点之一，也是其治效优胜的重要原因。

滋补精元用琼玉膏，该方出自《洪氏集验方》，由人参、生地、白茯苓、白蜜熬制，功能滋阴润肺，益气补脾，用于肺阴亏损，虚劳干咳，咽燥咯血，肌肉消瘦，气短乏力。肺为五脏之天，洒陈精气，脾为后天之本，充养百骸，故此方虽主治脾肺，其滋补之功实惠及全身各脏。另加柏叶凉血止血，标本兼顾，贝母清热化痰，使补而不滞，且不独化痰，更有清肃肺金、佐金平木之意。

次用六君子汤、四物汤，气血两补，相较培补元气缓之以膏，此处选用相对速效之汤剂,《汤液本草》曰:"汤者荡也,去大病用之。"但证见虚热咳血,温补滋腻不宜过用,故加黄连、栀子、香附监制之。

朱砂安神丸出自《兰室秘藏》,功能养阴清热,镇心安神,主治阴血不足、心火亢盛之失眠多梦、惊悸怔忡、心烦神乱。该方以黄连、炙甘草、生地、当归,研末浸饼为丸,朱砂为衣,临睡含服,因药力释放缓慢,故药效持久,凡需持续受药以收长效者,丸药较汤剂为优,此即《汤液本草》所说:"丸者缓也,不能速去之,其用药之舒缓而治之意也"。

黄 疸

一富家使女年一十八岁，因患伤寒，病起三月后，劳碌大发热，遂成黄疸，即女劳疸。

先用枸杞根—把 捣汁，大酒和服。

又用四苓汤出《局方》加 半夏—钱　木通七分　山栀八分　当归—钱川芎—钱　地黄—钱　芍药—钱　香附—钱　黄芩—钱

水二钟，姜三片，食后煎服。数贴即愈。

白话译：

有一名富人家的婢女，年十八岁，因得了伤寒，病好了三个月，劳碌辛苦之后而再发高烧，于是转为黄疸病，即女劳疸。我为她诊治，先用枸杞根一把捣出汁液，用大酒调和服用。又让她再服出自《太平惠民和剂局方》的四苓汤加半夏一钱、木通七分、山栀八分、当归一钱、川芎一钱、地黄一钱、芍药一钱、香附一钱、黄芩一钱，用水二钟、生姜三片，饭后煎服，吃了几剂后就痊愈了。

评按：

女劳疸是黄疸病的一种，载于《金匮要略·黄疸病脉证并治》："额上黑，微汗出，手足中热，薄暮即发，膀胱急，小便自利，名曰女劳疸，腹如水状不治。"常见于黄疸病后期，多因劳累或房劳过度所致。额上黑为肾经虚热上浮，与血相搏，凝为瘀斑所致，《灵枢·五阅五使》

曰："肾病者，颧与颜黑。"微汗出，手足中热，薄暮即发，膀胱急等症，乃肾精亏损，阴虚火旺，水火不济的表现。徐忠可曰："手劳宫属心，足涌泉属肾，肾虚而水火不相济，则热中者概言手足也。"小便自利，是肾虚失于固摄，至腹大如水状，则是久病不愈，肾虚及肝，肝脾血瘀气滞，腹大胀满，故曰"不治"。病机总属肾虚，湿浊瘀滞，后期病及肝脾。

患者起病于伤寒后，劳伤发热，因伤寒不愈，全身气机违和，劳碌则内伤正虚，若患者夹湿夹瘀，则更易罹患此证。治当辨病与辨证相结合，这是《金匮要略》的学术特点之一。辨病是从全局的高度对疾病的发生、发展、转归进行整体把握，具有规范性和原则性，辨证则是对当前阶段病理状态的灵活看待，具有应变性和机动性。辨病为女劳疸，则病机总不离肾虚瘀浊，论治总不出补肾化浊祛瘀，这是总体认识，但具体如何遣方用药，则当据证而定。本案叙证较简，唯从方测证，当属肾阴虚为本，水瘀热结为标，治疗当分标本虚实。

枸杞根又称地骨皮，性味甘寒，功能清热退蒸，滋阴凉血，《本草纲目》曰："去下焦肝肾虚热。"枸杞根捣汁，以酒和服，是取鲜药性味之醇，单方药力之专，借酒力之助，以期速效。大酒，一谓醇酒，一谓宋代称冬腊酿蒸，候夏而出者（《宋史·食货志下七》）。

考《局方》无四苓汤，常用四苓汤见于《医宗金鉴》，由茯苓、白术、猪苓、泽泻组成，功能利水除湿。与谈氏同一时代而成书略晚的《赤水玄珠》载四苓汤白术炒、赤茯苓、泽泻、猪苓、白芍药酒炒、酒芩、酒连，功能清热利水，用治热泻，小水短少，腹中作痛。谈氏所用无从考究，但利水除湿应为其基本方义。观所加药物，生地、白芍凉血养阴清热，栀子、黄芩苦寒清热，本证除肾阴不足之虚热外，尚有水瘀互结的实热证，此热非地骨皮、生地等可退，须栀子、黄芩等苦寒直折。木通清热利尿，泻火行水，通利血脉。生姜温散，既防凉药伤胃，合半夏又可和胃散水。值得注意的是，《金匮要略·黄疸病脉证并治》云："黄家所得，从湿得之。"故利水除湿在所当用，而当归、川芎、香

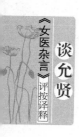

附，其意为何？编者认为，此三药入肝，有养肝疏肝、理气和血之用，可防后期传变至肝，而致肝脾瘀血腹如水状，先安未受邪之地，是从辨病角度考虑的既病防变之法，故得周全。

荔枝鼻

一女子年八岁，患荔枝鼻至十五岁，诸药不効。先用搽药方苣茹散，又用煎药出时先生方，姜三片煎服。

又用洗面药出《袖珍方》。

上为粗末，分作十贴，每贴用水三升，煎五七沸，去粗，早晚洗面二次。

又用何首乌丸出《丹溪方》。

何首乌五斤　生地黄一斤　白蜜二斤　大酒匀和，为丸，每日一二次，甘草汤下七十丸。服尽即愈。

白话译：

有一名女子，八岁的时候患了荔枝鼻，直到十五岁，用过各种药物都没有效果。我让她先用外搽的药方苣茹散；又用时先生方的煎药，用生姜三片水煎服。又用出自《袖珍方》的洗面药，把药碾为粗末，分作十剂，每剂用三升水煎五七沸，去粗末，早晚用来洗脸两次。又让她服用出自《丹溪方》的何首乌丸，用何首乌五斤、生地黄一斤、白蜜两斤，以大酒和匀，做成丸药，每天服一两次，每次用甘草汤送服七十丸，服完后，病人的病情即获痊愈。

评按：

荔枝鼻即酒糟鼻，亦称酒渣鼻，古名鼻赤，又名鼻齇、肺风、齇齇、赤鼻、鼻准红、肺风粉刺等，症见外鼻皮肤发红，以鼻准为著，日久呈紫黑色，甚者延及鼻翼，皮肤变厚粗糙，鼻头增大，表面隆起，高低不平，状如赘疣，多因脾胃湿热上蒸于肺所致，《素问·热论》曰："脾热病者，鼻先赤。"但临证仍须辨证论治，不可一叶障目。

治疗先外治，后内服。外治法主要分为药物疗法、手术疗法和其他疗法三大类，药物疗法是运用药物制成不同的剂型，施用于患处，赖药物的性能，达到治疗目的，是治疗疡科疾病，包括皮肤病的重要手段，因其局部吸收，直达病所，故起效迅速。惜谈氏本案之外用药不可考。

何首乌别名地精，苦甘涩，微温，功能补肝、益肾、养血、祛风。《开宝本草》曰："主瘰疬，消痈肿，疗头面风疮，五痔，止心痛，益血气，黑髭鬓，悦颜色，亦治妇人产后及带下诸疾。"《外科精要》何首乌散：防风、苦参、何首乌、薄荷，治遍身疮肿痒痛。《博济方》用何首乌、艾叶，治疥癣满身。《太平圣惠方》何首乌丸：何首乌、昆布、雀儿粪、麝香、皂荚，治颈项生瘰疬，咽喉不利。《本草纲目》论何首乌："气血太和，则风虚、痈肿、瘰疬诸疾可知矣……其活血治风之功，大有补益。"并载用治瘰疬结核、痈疽毒疮、大风疠疾、疥癣满身等。生地甘寒，清热生津滋阴，养血。

白蜜即结晶蜂蜜，《本草纲目》云："甘平，无毒，主治心腹邪气，诸惊痫痓，安五脏诸不足……唇口疮，目肤赤障，杀虫……"用治隐疹瘙痒，大风癞疮，与茯苓为末涂敷，治面上黑斑。酒能活血通脉，甘草解毒护胃，调和诸药。

谈氏所用何首乌丸方总以养血解毒为用。以方测证，本证病机当不以脾胃湿热上蒸于肺为主，应是阴血不足于内，以致血虚风燥，热毒郁结，若要养血固本以绝后患，则外治法力有未逮，须由内治外。汪机《外科理例》提出治外必本诸内的观点："外科者，以其痈疽疮疡皆见于外，故以外科名之，然外科必本于内，知乎内，以求乎外，其如视诸掌乎。"这一思想代有传承。《临证指南医案·疮疡门》华岫云评述："大凡疡症虽发于表，而生则在于里，能明阴阳、虚实、寒热、经络、俞穴，大症化小，小症化无，善于消散者，此为上工。"近代伤科名医顾筱岩曾谓："疮疡大证其形于表，而根于内，治外而不治其内，舍本求末，焉能得瘳厥疾。"是知有诸内者，必形诸外，反之亦然，外治必不可少，内治亦不可或缺，合之则全。

隔　气

　　一妇人年五十六岁，得患隔气半年，诸药不效。某询其故，云因夫贵娶妾，忧忿成疾。又询其曾服何药，医者任用理气之剂，多耗元气，以致神思倦怠，饮食不进。某用生血益元化痰之剂。灸

　　上脘一穴　　中脘一穴　　下脘一穴　　食关二穴

　　服六味地黄丸出《摘玄方》煎药四物汤兼二陈汤 加 白术　香附　枳实各一钱　苍术一钱

　　水二钟，姜三片，煎服。二十贴遂获全愈。

白话译：

　　有一名五十六岁的老年妇女，患隔气之病长达半年之久，服过各种药物都没有疗效。患者找我诊治，我询问她的发病起因，她告诉我是因其丈夫地位显贵而娶小妾，因此心中忧虑忿怒成病。我又询问她曾经服用过哪些药物，她回答说前医使用了许多理气的方药，因此耗伤元气，以致精神倦怠、饮食难进，于是我为她使用了补气血、益元气、化痰的方剂。艾灸了五处穴位，包括上脘一处穴位、中脘一处穴位、下脘一处穴位、食关左右两处穴位。并让她服用出自《摘玄方》的六味地黄丸。并用四物汤合二陈汤加白术、香附、枳实、苍术各一钱，用水二钟、姜三片煎服，患者服了二十剂即获痊愈。

评按：

隔气，指隔塞不通，《素问·生气通天论》曰："故阳畜积病死，而阳气当隔，隔者当泻，不亟正治，粗乃败之。"亦指饮食不下，大便不通的隔证，《素问·阴阳别论》曰："一阳发病，少气，善咳，善泄，其传为心掣，其传为隔。"一阳指足少阳胆经，隔指胆胃俱逆，上脘填塞，饮食不下，则为噎膈。隔亦通膈，胸膈之意，《丹溪心法》曰："若血溢于浊道，留聚隔间，满则吐血。"

本案虽证候叙述简约，但起病之因交待得很清楚，缘于情志不遂，斯为辨治入手处。《丹溪心法》云："气血冲和，万病不生，一有怫郁，诸病生焉，故人身诸病，多生于郁。"丹溪论六郁，首重在气。夫气为津血之帅，气机怫郁，津血为之结，而聚湿、积食、酿痰、成瘀，久则郁而化热，炼为痰火，煎灼津血，进而耗气伤血，病机由实转虚，形成虚实夹杂的局面，病至于此，治疗则颇费思量，攻邪恐伤正，补正恐敛邪，用药犹当斟酌，故虽有"隔者当泻"之训，临证仍须随证权变，不可一味理气开郁，因久郁之人本有气血内耗之虞，理气之剂，又多辛燥走窜，不辨虚实率用之，恐重伤气血，前医误治，便在此处。

谈氏救误，在于详审虚实，辨证知机，其论治，妙在用灸。盖汤药对证，虽能建功，但终为有形实物，须藉胃气运转，始能发挥，对于气机怫郁内结，中焦健运不力之虚实错杂证，究非十全之法，而灸法乃藉其温通之力，助气开郁，既奏散结之功，又无形滞之弊，取穴之巧尤其值得重视，胃脘上中下各取一穴，另取食关二穴。《医经小学》曰："食仓、食关治脾胃，在中脘傍寸半位。"食关主治噎隔反胃，饮食不化等。谈氏思路非常清晰，治疗以中焦为主，然不只是针对饮食不进这一症状，中焦乃气机升降之枢纽，《医说》曰："阳者，行于上而宜敛降于下，阴者，行于下而宜升散于上，上下升降之道者，中焦也。"《丹溪心法》云："凡郁皆在中焦。"故取穴中焦，不可以开胃消食浅视之，更有承上导下、斡旋气机之用意。

灸法之外，药用六味地黄丸及四物汤合二陈汤，补虚消滞，是谨

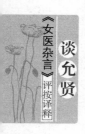

守病机的治法。以四物汤填补耗损之津血，二陈汤治痰，《丹溪心法》曰："二陈汤一身痰都管。"合苍术白术更能健中化湿，香附、枳实行气理气，疏解气郁，气行则湿化，此等心法其来有自，显属丹溪一脉，可见谈氏之学有根柢。另服六味地黄丸，缓图元气来复，俟元气充足，病根自断，所谓"正气存内，邪不可干"，乃治本之道也。

产后劳伤

一妇人年二十七岁，得患产后寒热将一年，甚是憔瘦，又兼咳嗽，将危，诸药不効。某以产后劳伤治之。

灸

大椎①一穴　肺腧二穴　膏肓二穴　三里二穴

用调中益气汤十贴出《试效方》，又用和胃白术丸，又与雄黄二两佩之胸前，鼻闻其气则杀劳虫。不一月，其患遂愈。

白话译：

有一名二十七岁的青年妇女，患产后寒热病一年之久，身体非常憔悴瘦弱，又加咳嗽之症，病情渐渐危笃，服用过许多药物都没有效果。患者找我诊治，我按照产后劳伤病为她治疗。艾灸了七处穴位，包括大椎一处穴位、肺腧左右两处穴位、膏肓左右两处穴位、足三里左右两处穴位。内服的汤药用了十剂出自《东垣试效方》的调中益气汤，又用了和胃白术丸。并用雄黄二两，嘱患者佩戴于胸前，让她鼻闻能杀痨虫的雄黄之气。治疗不到一个月，她的病情就痊愈了。

评按：

产后劳，又名血风劳，见于《妇人大全良方》："妇人因产理不顺，

---

① 大椎：原作"大推"，据文义改。

产后劳伤

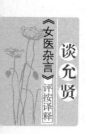

疲极筋力，忧劳心虑，致令虚羸喘乏，寒热如疟，头痛自汗，肢体倦怠，咳嗽痰逆，腹中绞刺，名曰蓐劳。"因生产不顺，产后失养，以致精血不足，脏气亏损。寒热不可作外感看，是内伤元气，阴阳失衡的表现，憔瘦、咳嗽亦是精气亏虚，以致百骸不充，形体失养，肺无所主。

病属劳伤，元气亏损严重，非寻常补益法可奏捷效。温阳化气，扶正固本，灸法有其独到的优势，能通血脉，补阳气，助气化，固虚脱，无需内服，直达病所，疗效快捷，常用于正气骤虚，或元气虚损者。如《伤寒论》曰："下利，手足厥冷，无脉者，灸之。"《扁鹊心书》曰："真气虚则人病，真气脱则人死，保命之法，灼艾第一。"

大椎：别名百劳、大杼、上杼，在第7颈椎棘突下凹陷中，可益气壮阳。大，多也；椎，锤击之器也。指穴内气血满盛如椎般坚实，故名大椎。本穴充沛的阳气源于督脉陶道穴传来的充足阳气，及手足三阳经外散于背部阳面的阳气，故为手足三阳及督脉之会。《针灸甲乙经》言其为"三阳、督脉之会。"大椎有"诸阳之会"和"阳脉之海"之称，灸之，以阳助阳，振奋阳气，强健根本。

肺腧为肺之背俞穴，在背部，当第3胸椎棘突下，旁开1.5寸，归属于足太阳膀胱经，为足太阳膀胱经循行路线上位于背部的背俞穴之一，是肺脏经气输注之处，与肺有直接内外相应的关系，能调节肺脏经气，是治疗肺脏疾病的要穴，如感冒、咳嗽、气喘等。《针灸甲乙经》曰："肺气热，呼吸不得卧，上气呕沫，喘气相追逐，胸满胁膺急，息难……肺俞主之。"

膏肓穴，位于背部，当第4胸椎棘突下，旁开3寸。灸此穴有强身保健、预防疾病的作用，配肺俞主治久咳。《千金方》曰："膏肓能主治虚羸瘦损、五劳七伤及梦失精、上气咳逆、痰火发狂、健忘、胎前产后等，百病无所不疗。"治虚劳配大椎穴，《针灸大成》曰："或针劳，须向膏肓及百劳。"

三里穴，有手三里和足三里之分。手三里在前臂背面桡侧，当阳溪与曲池连线上，肘横纹下2寸，归属手阳明大肠经，主治牙痛颊肿、喉喉肿痛、上肢不遂、腹痛、腹泻等。足三里位于外膝眼下四横指、胫骨旁开一横指，是足阳明胃经的主要穴位之一，是一个强壮身心的大穴，《灵枢·五邪》曰："邪在脾胃，则病肌肉痛，阳气有余，阴气不足，则热中善饥；阳气不足，阴气有余，则寒中肠鸣腹痛；阴阳俱有余，若俱不足，则有寒有热。皆调于三里。"《通玄指要赋》曰："三里却五劳之羸瘦。"本案应以足三里为是。

取以上穴温灸，目的在培补元气，扶正固本，但终是借助外力，不可久恃，要一劳永逸，宜内服汤药，化气调阴阳，以期自给自足，所以灸法之外，内服调中益气汤及和胃白术丸。

调中益气汤见《东垣试效方》卷一：黄芪、人参去芦、甘草炙、陈皮、五味子、芍药、白术、当归、升麻、柴胡。该方是在补中益气汤基础上加五味子、白芍，益气兼顾养阴，举陷同时收敛，用治劳损元气亏耗，虚阳上浮。和胃白术丸开胃健脾，以强后天之本。

《医学正传·劳极》论治劳病："一则杀其虫以绝其根本，一则补其虚以复其真元。"佩雄黄正是其中之一法，该药辛温有毒，《神农本草经》曰："主寒热，鼠瘘，恶疮，疽痔，死肌，杀百虫毒。"《本草纲目》曰："治疟疾寒热，伏暑泄痢，酒饮成癖，惊痫，头风眩晕，化腹中瘀血，杀劳虫疳虫。"

不　孕

　　一妇人年三十二岁，生四胎，后十年不生，因无子，甚是忧闷。某询其故，乃因夫不时宿娼，偶因经事至大闹，乘时，多耗其血，遂成白淋，小腹冷痛。某思《脉诀》云：崩中日久为白带。漏下之时，骨木枯，即子宫虚冷，以致不能成胎。某与灸，暖子宫。又《明堂针灸》云：针则绝产，灸之三遍，令人生产。某取灸

　　气海一穴　关元一穴　中极一穴　气冲二穴

　　服何首乌丸　出《丹溪方》连灸三年，遂产一子。

白话译：

　　有一名三十二岁的妇女，生养了四胎，之后十年不再生育，因未生养儿子，十分忧愁烦闷。病人找我诊治，我询问她的病因，告诉我是因为她的丈夫经常嫖娼，有一次病人正值月经期，却因丈夫嫖娼与夫大闹，以此月经过多而耗伤气血，于是发为白淋之证，伴小腹冷痛。我想起《脉诀》所说"崩中日久为白带"，病人于月经漏下之时，肝肾、气血不足，于是引起子宫虚冷，以致不能孕育胎元。我给她用艾灸，暖其子宫。正如《明堂针灸》说：针则绝产，灸之三遍，令人生产。我为她艾灸的穴位一共五处，包括气海穴一处、关元穴一处、中极穴一处、气冲穴左右两处。并让病人服用出自《丹溪方》的何首乌丸。为病人连灸三年之后，病人便生育一子。

评按：

患者数次生孕，下元亏虚，复因经期郁怒，气血耗散，失于封藏，精气久泄，肾虚宫寒，以致不孕。"崩中日久"二句见《脉诀·乳海·微脉指法主病》："崩中日久为白带，漏下时多骨木枯。"意为崩中日久，阴气衰竭，阳无所附，肾气虚寒，失于固摄，白带因而漏下。骨，肾所主也，肾主闭藏，受五脏六腑之精而藏之，骨则有所濡养，今肾虚，精血干涸，骨无所养，而如木之枯槁。治疗一方面散寒暖宫，振奋元气，另一方面滋养精血，培元固本。外治用灸，取穴气海、关元、中极、气冲，内服何首乌丸。

气海穴于下腹部，前正中线上，当脐中下1.5寸，为人体任脉上的主要穴道之一。《针灸资生经》曰："气海者，盖人之元气所生也。"用治妇科月经不调、痛经、经闭、崩漏、带下、阴挺、产后恶露不止、胞衣不下，或男子遗尿、遗精、阳痿、疝气等，配关元穴治产后恶露不止，回阳救脱、调经固脱为其主要功能，又为小肠的募穴，故又可治脘腹胀满、水谷不化、大便不通、泄痢不禁等。

中极穴在下腹部，体前正中线上，当脐中下4寸，系足三阴、任脉之会，膀胱之募穴，功能益肾兴阳、通经止带。

气冲穴即气街穴，在当脐中下5寸，距前正中线2寸。《素问·痿论》曰："冲脉者，经脉之海也，主渗灌溪谷，与阳明合于宗筋，阴阳总宗筋之会，会于气街，而阳明为之长……"。即冲脉为诸经脉之源，会于足阳明气街穴，冲脉气血外出渗灌于胃经，足阳明受其气血而为之长，主治肠鸣腹痛、疝气、月经不调、不孕、阳痿、阴肿。

何首乌丸见"荔枝鼻案"，方见：何首乌五斤、生地黄一斤、白蜜二斤，大酒匀和为丸，功能养血填精，以充生化之资。

《素问·四气调神大论》云："阳气根于阴，阴气根于阳，无阴则阳无以生，无阳则阴无以化。全阴则阳气不极，全阳则阴气不穷。阳损及阴，阴损及阳。"所谓"天之道，利而不害"。(《道德经》)阴阳之根本要义在互根互资，"阳生阴长、阳杀阴藏"，故张景岳有阴中求阳、阳中

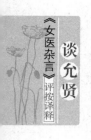

求阴之法，但阴阳毕竟各具其性，阳无形而阴有象，阳化气而阴成形，有形之阴不能速生，无形之阳所当急固。急固阳气以灸法为胜，乃以无形阳热之力温通经脉，鼓荡阳气，助化元阳，此为以无形助无形。至若有形之阴精，不能速生，唯藉药物潜滋暗长，此为以有形化有形。灸药并用，灸则助气化，药则资气化，各以其优擅之法阴阳同补，是景岳阴阳互求之外又一法门也。

气血俱虚

一妇人年五十三岁，因经事不调，元气甚弱，得患气血俱虚之症。某复其脉，心经脉甚浮洪，有六止。其妇多劳碌，以致伤心，心乃一身之主，其心火动，经事不期而行，倍加虚弱。某用补虚之剂兼神砂丸，服之略可，不得全除。某意谓此妇即是血气不调，后用归珀丸，又用升提理气煎药服之，即愈，其妇精健如旧。

补中益气汤兼二陈汤　加　五味三十粒　香附炒黑，一钱

又服丸药归珀丸出《摘玄方》。

当归二两　琥珀五钱　香附一斤，童便浸三日，分作四分，一分醋浸，一分酒浸，一分米泔浸，一分盐水浸，各三日，炒　加　茯苓二两　泽兰二两

上为末，醋糊丸，如梧子大，空心盐汤送下，每服百丸。

白话译：

有一名五十三岁的老年妇女，因月经不调，元气甚为虚弱，患了气血两虚的病证。我为她诊脉，发现心经部位的脉呈十分明显的浮洪之象，且六至一止。这名妇女平素多劳碌，以致伤及于心，心为一身之主，如果心经虚火内动，月经则不按期而行，那么就会更加虚弱。我给她用补虚的方药，并加神砂丸，服药后病情略微好转，但是不能痊愈。反复思考，认为这名妇女应该是气血不调所致，后用归珀丸，再加用升提理气的汤药让她煎水服，于是便痊愈了，精健如初。我给她用过的方剂有补中益气汤加二陈汤，并加五味子三十粒、炒黑香附一钱。又让她

服用出自《摘玄方》的归珀丸，方药组成包括当归二两、琥珀五钱、香附一斤（香附先用童便浸泡三天，分为四份，一份再用醋浸泡，一份再用酒浸泡，一份再用米泔水浸泡，一份再用盐水浸泡，各自浸泡三天，然后炒过后使用），加茯苓二两、泽兰二两，以上药物研磨为细末，用醋糊为丸，每一枚如梧桐子大，空腹用盐汤送服，每次服用一百丸。

评按：

冲为血海，任主胞胎，"冲任之血，肝所主也"（《医学真传》），肝藏血，主疏泄，通任脉，因有"女子以肝为先天"的说法。肾为冲任之本，天癸之源，天癸至，太冲脉盛，月事以时下，故妇人月事不调，习从肝肾治，但谈氏并未就此印定眼目而从俗例，以临床脉证为依据，辨证从心论治，是本案特色之一，丸药用法则是又一特色。

本案脉象特征突出，余部不足以论，唯心经脉甚浮洪而数疾，所谓"独处藏奸"是也，《伤寒论》辨脉法第一曰："凡脉大、浮、数、动、滑，此名阳也。"再有劳碌伤心的病史，故辨病位在心而非肝肾。心火属君，君火妄动，相火不安，月事不期而至，此非满而溢，乃相火扰动所致，故重伤气血而倍加虚弱，气越虚越难以固摄，此月事不以时下又一成因。

应当注意的是，谈氏自述予补虚剂疗效不甚理想，后从气血不调辨治方收全功，可见修正思路后所用之补中益气汤、二陈汤合方加味及归珀丸，应视为调理方，而不是补益剂，从"升提理气"的描述亦可得到印证。补中益气汤是升举阳气之名方，凡气虚下陷者用之辄效，本案阴血不以时下，除相火妄动外，尚有气虚失摄，用补中益气汤，下者举之，不难理解。所可深究者是五味子的运用，五味子五味俱全，以酸为主，性收涩，在本案中，收敛止血，滋肾涩精，宁心安神，三擅其功，此外，尚有监制之用，盖补中益气汤但升不降，只散不收，于心火旺盛、相火妄动者，本不相宜，五味子入肺、心、肾，敛涩三焦浮散之气，加用此药，则整个方升中有降，散中寓收，此五味子另一用意也，然非洞悉升降出入变化者不能也。《本草纲目》认为："香附通行十二经气分。"是疏肝解郁、行气调经的佳品，炒黑则有止血之功，却无留瘀之弊。可知谈氏深明炮制之妙，对归珀丸一方六制更见着力之深。

归珀丸功能理气养血，镇惊安神，浸以童便，则兼具滋阴降火、凉血散瘀之效。童便味咸性寒，《本草纲目》曰："小便与血同类也，故其味咸而走血，治诸血病也。"

醋引药入肝，有理气、止血、行水、消肿、解毒、散瘀止痛、矫味等用。《本草汇言》曰："醋主收，得酸味之正也，直入厥阴肝经，散邪敛正，治产后血胀、血晕，及一切中恶邪气卒时昏冒。"《医林纂要》曰："泻肝，收心。"《千金·食治》曰："治血运。"

酒能通经络，行气血，助药力。《本草纲目》引王好古论："酒能行诸经不止，与附子相同。味之辛者能散，苦者能下，甘者能居中而缓。用力导引，可以通行一身之表，至极高分。味淡者则利小便而下也。"

米泔水，即淘米水。《本草纲目》论稻米："味甘，暖脾胃，补中益气。"用途极广，劳心吐血、胎动不安、虚劳不足等，皆可用之。米泔水未经蒸煮，得谷气之全，可护脾养胃，解毒矫味。

盐，性味寒咸，《本草纲目》曰："咸归肾，引药气入本脏。"并载用盐一两，煅除火毒，与白茯苓、山药为丸，脾肾两补。

上述四物各具其用，归珀丸浸泡童便后，取四份，各自浸泡，妙在分别浸泡而非混同一起，如此则并行不悖，互不掣肘，再取出，加津血同调之茯苓、泽兰合炒，又以盐汤送服，引药下归，借元气化生之助，求取药效。

综上观之，谈氏除辨证求精外，谙熟制方之道，曲尽变化，成方后，复讲究服药方法，务尽其用，可见学养之外，临证用心之深。

气血俱虚

癥积（一）

一妇人年二十四岁，在室富贵两全，受用甚厚。既嫁，翁姑虽富，严谨悭吝，况夫亦年少，不能处事。父母亦游宦。其妇忧愁成疾，结块腹中，三年服药不愈。某询其疾久，非专服药可能除。某就取灸

上脘一穴　　中脘一穴　　下脘一穴　　隆兴二穴

各灸一十四壮。

后服香砂调中汤出《摘玄方》枳实丸出《丹溪方》其块自消，遂获全愈。

白话译：

有一名二十四岁的青年妇女，未出嫁的时候富贵两全，生活安逸，吃穿用度十分丰厚。出嫁以后，公婆家虽然富裕，但是却严苛谨慎、勤俭节约。再加上所嫁丈夫尚且年幼，不能处理家务。父母也到了外地做官。这样一来，这名妇女便忧愁成疾，腹中结成包块，三年来，服了许多药物都不能痊愈。病人找我诊治，我问得她的病情已久，不是只服药就能痊愈的。于是我为她灸取了上脘一处穴位、中脘一处穴位、下脘一处穴位、隆兴左右两处穴位，共五处穴位，每处穴位灸十四壮。后来再给她服用出自《摘玄方》的香砂调中汤及出自《丹溪方》的枳实丸，病人腹中的包块便消退了，于是即获痊愈。

评按：

"百病生于气也"，张景岳注曰："气之在人，和则为正气，不和则为

邪气，凡表里虚实，逆顺缓急，无不因气而至，故百病皆生于气。"《景岳全书》云："气之为用，无所不至，一有不调，则无所不病。"又说："所以病之生也，不离乎气，而医之治病也，亦不离乎气，但所贵者，在知气之虚实，及气所从生耳。"《丹溪心法》云："善治痰者，不治痰而治气，气顺则一身之津液亦随气而顺矣。"反之，若气机不畅，气化不行，津血瘀阻，久之则为顽痰败血，结为癥块。本案患者就是这种情况，《灵枢·本神》曰："愁忧者，气闭塞而不行。"是以血瘀津停痰凝，"勇者气行则已，怯者则著而为病。"(《素问·经脉别论》）腹中结为痞块，三年不愈，除固结坚深，复有正气虚怯，攻补两难，故曰"非专服药可能除。"谈氏精于辨证，对邪正双方强弱进退之势判断准确，药之弗及而用灸。

上脘穴在上腹部，前正中线上，当脐中上5寸，任脉、足阳明、手太阳之会。主治胃胀、呕吐、呃逆、纳呆等。

中脘穴在上腹部，前正中线上，当脐中上4寸，手太阳、手少阳、足阳明、任脉之会。主治腹胀、纳呆、疳积、黄疸、泄利等。

下脘穴别名下管穴，在上腹部，前正中线上，当脐中上2寸，足太阴、任脉之会。主治腹胀、便秘、腹泻、肠鸣、痞块。

《素问·骨空论》曰："任脉为病，男子内结七疝，女子带下瘕聚。"《难经》亦有相同论述，并认为"皆积寒于小肠所致"。上脘、中脘、下脘同属任脉，又处于中焦胃脘部，主治胃肠病变，但三者同中有异。上脘偏于平冲降逆，中脘重在和胃消积，下脘长于消导通降。同灸三穴，共奏温经散寒、和胃降逆、理气消积之功。

温灸之后，经脉畅通，气血流转，中焦健运，邪实松动，内服药始可建功，内服方仍不离健中行气、消积散结主旨。

香砂调中汤顺气。积实丸见《丹溪心法》卷三：白术、积实、半夏、神曲、麦芽、姜黄、陈皮、木香、山楂，上为末，荷叶蒸饭为丸，主治积聚痞块。

夫人以气为本，气和则上下不失其度，运行不停其机，病无从生，以上治法，不论用灸还是用药，都体现了顺气为先的学术思想。

气　痿

　　一妇人年三十岁，得患气痿之症，晓夜不睡，半年不能起床，诸药无效。某复其脉，似劳碌太过，以致虚损，又因受大气一场，遂成此疾。某用人参六君子汤，又服琼玉膏，渐渐安神得睡。服药两月，遂得全愈。

　　人参六君子汤 加 茯神二钱　柴胡一钱　升麻三分　木香二分　远志一钱　神砂五分　黄连一钱　半夏一钱　香附一钱

　　水二钟，姜三片，食远服。

白话译：

　　有一名三十岁的妇女，得了气痿的病证，白天晚上都不能入睡，半年不能起床，服用过很多药物都没有效果。病人找我诊治，我为她诊脉，发现她的脉象似乎是因为劳碌太过，以致罹患虚损，又因生大气一场，于是便得了这个病。我给她用了人参六君子汤，又让她服用琼玉膏，渐渐便心神得安、能够入睡。后来服了两个月的药，病情就痊愈了。我使用的方药是人参六君子汤加茯神二钱、柴胡一钱、升麻三分、木香二分、远志一钱、神砂五分、黄连一钱、半夏一钱、香附一钱，用水二钟、生姜三片，饭后过一段时间再服用。

评按：

　　气痿，指脾胃气虚所致的痿证，常因禀赋不足，后天失养，或劳倦内伤，病后失调等所致。本案病起乃劳碌太过，复受大气，劳力劳神，久卧伤气，《素问·举痛论》曰："劳则气耗。"《脾胃论·脾胃盛衰论》曰："形体劳役则脾病，脾病则怠惰嗜卧，四肢不收。"《三因极一病证方论·五劳》曰："曲运神机则心劳。"患者身体痿软，半年不起，是气劳伤极，晓夜不睡，是心神失养，总以脾胃虚弱、精气亏损为病机。治疗不能速效，当谨守病机缓求之，先服六君子汤，再予琼玉膏，两方前后有序，颇见心思。

六君子汤由人参、白术、茯苓、甘草、陈皮、半夏组成，其方治在中焦，功能健脾化痰，加木香、香附理气，远志、朱砂安神，属寻常用法，巧妙之处在于用升麻、柴胡、黄连、半夏，尤其是后两者。加升麻、柴胡，升举脾气，有补中益气之意，盖脾宜升则健。胃为仓廪之官，水谷之海，六腑之大源，《脾胃论·脾胃盛衰论》曰："胃既病，则脾无所禀。"故欲从中焦论治，必脾胃兼顾，胃宜降则和，此黄连、半夏所以用也，《医宗必读·苦欲补泻论》曰："本脏所欲，即名为补。"

《素问·经脉别论》曰："饮入于胃，游溢精气，上输于脾，脾气散精，上归于肺。"又说："食入于胃，散精于肝，淫气于筋。食入于胃，浊气归心，淫精于脉，脉气流经，经气归于肺，肺朝百脉，输精于皮毛，毛脉合精，行气于腑。"中焦健运，水谷精微方能输散于肺，通过肺之宣发敷布全身，《脾胃论·脾胃盛衰论》曰："百病皆由脾胃衰而生也。"《医宗必读》曰："一有此身，必资谷气，谷入于胃，洒陈于六腑而气至，和调于五脏而血生，而人资之以为生者也，故曰后天之本在脾。"故扶助后天之本，是为首务，此其一也。其二，任何内服之药，皆先入胃，藉脾胃之气运转药力，因此，扶土健中是后续用药之先导，此所以六君子汤用之在先，琼玉膏随之而后，反之，脾胃未健，先予琼玉膏，则未收滋补之效，先罹腻膈之害，先后缓急之法不可不察也。

气
痿

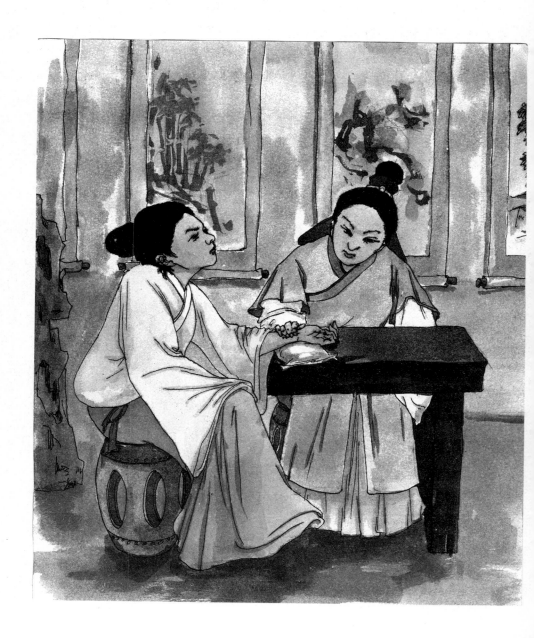

胎自堕

一妇人年三十六岁，生四胎，后三胎将三四个月即堕。其夫因富贵深忧无子，甚欲娶妾。其妇与某商议，无计阻当，忧忿太过，家事颇繁，愈加不能成胎。某意谓劳怒伤情，内火便动，亦能堕胎，遂与四制香附丸，又调经益气汤俱出《摘玄方》 加 白茯苓一钱 川芎一钱 香附炒黑，一钱 黄芩酒炒，一钱五分

半年后有胎，又服安胎末药。

鼠尾黄芩二两，醋炙 白术二两

上为末，每服二钱，紫苏汤下。次年五月，遂生一子。

白话译：

有一名三十六岁的妇女，孕育过四个胎儿，但后三胎都是将近三四个月就流产了。她的丈夫家中富贵，因而十分担心没有子嗣，便很想纳妾。病妇前来与我商议，但却没有什么办法能阻止她的丈夫纳妾，由此忧虑忿怒太过，加之家务非常繁重，更加不能成胎。我认为她这是因为劳碌、忿怒太过，七情内伤，情志化火，内火妄动，导致胎堕而流产。于是给她服用四制香附丸，以及出自《摘玄方》的调经益气丸加白茯苓一钱、川芎一钱、炒黑香附一钱、酒炒黄芩一钱五分。半年后病人便已怀胎，我又给她用安胎的药散，用鼠尾黄芩二两、醋炙白术二两研磨为细末，每次服用二钱，用紫苏汤送服。第二年五月，便产下一子。

评按：

《素问·上古天真论》曰："女子七岁，肾气盛，齿更发长……四七筋骨坚，发长极，身体盛壮；五七阳明脉衰，面始焦，发始堕。"患者三十六岁，元气从盛转衰，复数次孕产堕胎，屡伤元气，又家事劳力，郁情伤心，内火妄动，以致珠胎不结。观谈氏治方，并未专用补益固涩剂安胎，始终以疏肝理气、清解内火为主，可知患者元气虽衰，尚未至竭，脉证所见，肝郁化火、冲任不和才是病机主要方面。

《摘玄方》颇难查证，另有四制香附丸见于《女科万金方》和《摄生众妙方》，前方用香附不拘斤两（分作四份，一份用盐水浸煮，焙干，一份用童便浸煮，焙干，一份与山栀120克同炒，去山栀，一份用醋浸煮，焙干），功能调经。后方用香附米500克（125克酒浸、125克盐汤浸、125克童便浸、125克醋浸，各三日，滤干，炒）、当归120克（酒浸）、川芎120克、熟地黄120克（姜汁炒）、白芍药120克（酒炒）、白术60克、陈皮60克、泽兰叶60克、黄柏30克（酒炒）、甘草30克（酒炒），功能调经种子，顺气健脾，治月经不调，久不受孕。谈氏所用何方，难以定论，推测方名，亦为顺气调经之用，后方调经益气汤情况同上，唯从方后加减中探究谈氏用药法度。香附疏肝理气，炒黑入血分。川芎气味雄厚，血中气药，性走窜升散，功能活血行气开郁，病属气郁化火，此处川芎尚寓火郁发之之意。黄芩泻火安胎，《丹溪心法》云："黄芩安胎，乃上中二焦药，能降火下行。"酒炒且兼通利血脉，又云："产前安胎，白术、黄芩为妙药也。条芩，安胎圣药也。俗人不知，以为害而不敢用，反谓湿热之药可养胎，殊不知产前宜清热，令血循经而不妄行，故能养胎。"虽然如是，仍须辨证而为，若果系内火扰动，固当用之无疑，若正虚失养，黄芩苦寒在所当忌，故丹溪反复强调属火热妄动者始可用之。

后方末药，黄芩醋灸，取醋入血分，酸收敛正，使黄芩清内火而不泄正气，更利安胎，对比前方黄芩酒炒，清泻而兼透散，更宜怫火之治，可识得炮制不同，各有其妙，乃视病证需要而灵活变通。黄芩醋灸，合白术为末，紫苏汤送服。紫苏汤分别见于《太平惠民和剂局方》《外台秘要》《圣济总录》。《太平惠民和剂局方》紫苏汤由紫苏、乌梅、杏仁、甘草组成，功能调气利膈，消痰止嗽。《外台秘要》紫苏汤由紫苏、诃黎勒、当归、生姜、人参、槟榔、生地组成，用于心腹胀满，两肋气急。《圣济总录》紫苏汤由紫苏、麻黄、杏仁、甘草组成，用治伤寒咳嗽。考以上三方均不宜用在此案，本案所用或是单味紫苏煎汤。紫苏性温，有安胎之效，《本草纲目》曰紫苏："行气宽中，消痰利肺，和血，温中，止痛，定喘，安胎。"以紫苏汤送服末药，不独增强安胎之效，其气芳香醒脾，有助中土转运，利于药效发挥。

小儿食积

一女子年方六岁，父母爱甚，不惜饮食，元宵恣意多食糖圆子，约及两个月将死，诸药不效，无计可治。某将追积丸出《摘玄方》，渐渐捱下圆子数十枚，白幕①包裹，仍不曾消。不久其患即愈。

白话译：

有一名年方六岁的女童，父母十分宠爱，不吝惜饮食，元宵节的时候，恣意多多食用糖圆子，由此而食积于内，大约两个月后病重将死，服用了许多药物都没有效果，女童父母无计可施。找我求治，我给病儿用出自《摘玄方》的追积丸，服药后，病儿渐渐拉下糖圆子几十枚，白膜包裹，都还没有消化。不久，病儿的病情就痊愈了。

评按：

本案从病史推断，平素饮食无制，胃肠恐多秽浊，复因恣食糖圆，甘腻碍膈，则积食于中，腑气闭塞，"六腑者传化物而不藏"（《素问·五脏别论》），若胃肠失于通降，清阳不升，浊阴不降，全身气机升降出入紊乱，甚则浊气害空，出现神志病变。如大承气汤证之"独语如见鬼状""发则不识人""循衣摸床""谵语"等。《伤寒论》曰："阳明居中，主土也，万物所归，无所复传。"即病属阳明腑实，不会自愈，

---

① 幕：同"膜"。

也不会再传变至太阳、少阳及三阴。其次，邪实在腑，不可借其他途径祛除体外，只能从阳明自身的渠道通下，所以患儿病两月将死，而证仍不变，治仍从阳明攻下积食。

追积丸缺佚，从病证及服后效应看，应属"八法"中的"下法"，张子和云："凡下行者，皆下法也。"下法有其严格指征，亦有其禁忌，如《伤寒论》有"辨可下病脉证并治"篇及"辨不可下脉证并治"篇，论述详尽，可补本案叙证过简之憾，值得一提的是腹诊在下法运用中的重要意义。

腹诊是通过对腹部的望、闻、问、切等方法，取得辨治资料，亦称腹证或腹候，在《内经》《难经》等典籍中已有记载，《伤寒论》及《金匮要略》则加以完善和发挥，两书多处见到"小腹满，按之痛""少腹满硬，急结""心下硬""痞坚"等描述。腹诊对下法的运用具有重要的指导意义，如《金匮要略·腹满寒疝宿食》篇曰："病腹满者，按之不痛为虚，痛者为实，可下之。"《伤寒论》辨不可下脉证并治篇曰："动气在右，不可下，下之则津液内竭。"《伤寒论》辨可下病脉证并治篇曰："伤寒六七日，结胸热实，脉沉而紧，心下痛，按之石硬者，属大陷胸汤证。""下利，三部脉皆平，按之心下硬者，急下之，宜大承气汤"。仲景之后，腹诊在我国没有得到进一步重视和弘扬，却备受日本汉方医家推崇，充实了大量腹诊方法，扩大了腹诊应用范围，涌现出众多腹诊专著，全面总结了腹证的辨证论治规律，如稻叶克、和久田寅所著《腹证奇览》。

本案舌脉缺如，从其追下完积的结果来看，患儿腹部当按之有物，此为腑实之确征，是谈氏运用下法之依据。若病情危重，至虚有盛候，大实有羸状，对邪正虚实的判断，腹诊具有其他诊法不及之长处，当为医者重视。

妊娠伤食

一妇人年二十八岁，造酒为生，终日忙甚，失落银挑心一个，一日夜无获，汤水不进，况有胎五个月。其姑怜其为财痛伤受饿，煨米饼二枚，食之一枚，停于中脘一月余，不进米粒，将欲命绝，遂置衾棺。其姑问某，含悲泣诉得患之情，某将追积丸_{方见前}磨碎灌之。少停，追下其积，青黯色米饼未消，患者苏醒，就吃茶汤。又与安胎顺气之剂调理，遂获痊安，后生一女。

白话译：

有一名二十八岁的青年妇女，家中以酿酒为生计，整日劳作，十分辛劳。有一日，不慎丢失了一个银挑心，寻找了一日一夜也未找到，病人因痛惜而不思饮食，汤水不进，此时又恰好怀有五个月的身孕。病妇的婆婆怜惜她因丢失财物而心痛不食受饿，于是煨了两枚米饼给她吃。病妇只吃了一枚，米饼便停滞于中脘一个多月不能消化，不能饮食，米粒不进，病情渐渐危笃，将欲命绝，家中已经为她准备好了棺材寿衣。她的婆婆于是前来找我，哭泣含悲，流着眼泪诉说病人得病的详细经过。我便用追积丸（见前一个医案）研磨细，撬开病人的口给她灌下。过了一会儿，就追下了她积滞于中的饮食，拉下的米饼呈青黯色，还没有消化。这样，病人就苏醒过来，立时便可吃茶汤。我又给她用了安胎顺气的方药进行调理，病人便获痊愈安康，后来生下一女婴。

评按：

《素问·举痛论》曰："百病生于气也，怒则气上，喜则气缓…思则气结。"又云："思则心有所存，神有所归，正气留而不行，故气结矣。"《三因极一病证方论·七气叙论》曰："喜伤心，其气散；怒伤肝，其气出…思伤脾，其气结…虽七诊自殊，无逾于气。"《望诊遵经·变色望法相参》曰："思则气结于脾。"《医述》曰："思则气结，结于心而伤于脾也。"患者胎孕在身，气机原本不如平时畅通，又因失物而思虑过度，气结中脘，脾胃运化失常，因而出现饮食不进，复加米饼于呆滞之胃脘，停食不化，益增病情。食积胃脘，中焦不运的病机比较明确，棘手处在怀胎五月，是否有胆识用消积导滞、通腑下气之法。

《素问·六元正纪大论》曰："黄帝问曰：妇人重身，毒之何如？岐伯曰：有故无殒，亦无殒也。帝曰：愿闻其故何谓也？岐伯曰：大积大聚，其可犯也，衰其大半而止，过者死。"《类经·论治》曰："重身，孕妇也。毒之，谓峻利药也。故，如下文大积大聚之故，有是故而用是药，所谓有病则病受之，故孕妇可以无殒，而胎气亦无殒也。"女子妊娠患积聚邪实，可用有毒峻利之药治疗，但须辨证准确，且适可而止。《医学心悟》曰："盖有病则病当之，故毒药无损乎胎气。然必大积大聚，病势坚强，可投之，又须得半而止，不宜过剂。"临证运用中，医圣仲景率先垂范，《金匮要略·妇人妊娠病脉证并治》几乎通篇都贯彻着"有故无殒"的思想，如桂枝茯苓丸治妊娠癥瘤、附子汤治妊娠寒热、当归芍药散治妊娠腹痛、干姜人参半夏丸治妊娠呕吐、当归贝母苦参丸治妊娠小便难、葵子茯苓散治妊娠水肿等。

妊娠期不可盲目进补安胎，有是证则用是方，热不避桂附，寒不忌苦参，不虑桃仁丹皮动血，不嫌泽泻冬葵滑利。《金匮要略浅注》解干姜人参半夏丸："此为妊娠之呕吐不止而出其方也，半夏得人参，不惟不碍胎，且能固胎。"故知遣方用药务须辨证，辨寒热虚实，辨标本缓急，则安胎又不止于固冲任，益肝肾。周学霆《三指禅·胎前全凭脉论》曰："其用药也，离离奇奇，黄芩安胎者也，乌头伤胎者也，而胎

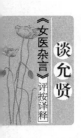

当寒结，黄芩转为伤胎之鸩血，乌头又为安胎之灵丹。焦术安胎者也，芒硝伤胎者也，而胎当热结，焦术反为伤胎之砒霜，芒硝又为安胎之妙品。"又说："无药不可以安胎，无药不可以伤胎，有何一定之方，有何一定之药也乎！"鞭辟入里，为唯补是务者戒。

追积丸不可考，从其方名及服后效应看，应是消积导滞之方，能果断用于妊娠五月的患者，可谓胆识过人，充分体现了谈氏极高的医学素养。

癥积（二）

一妇人年四十九岁，腹中生一龟块，在左边，二十七年，如块转动，疼至将死，诸药不効。某与灸

中脘一穴　建里二穴　承满二穴

后服蚶壳丸一升出《摘玄方》，至今十余年不发，其块并不转动。

白话译：

有一名四十九岁的妇女，腹中长了一个如龟形状的包块，在左腹部位，病情迁延二十七年，腹中包块如土块可以转动，疼痛到将死的地步，服过许多药物都没有效果。我给她灸取了中脘一处穴位、建里一处穴位、承满左右两处穴位，共四处穴位。后又给她服出自《摘玄方》的蚶壳丸一升，至今十多年了病情都没有再发展，且腹中的包块也不再转动了。

评按：

此病属癥瘕积聚，泛指腹内结块，以妇女为多见。《诸病源候论·癥瘕病诸候·癥瘕候》曰："癥瘕者，皆由寒温不调，饮食不化，与脏气相搏结所生也。"《证治准绳·女科·积聚癥瘕》曰："癥积在腹内或肠胃之间，与脏气搏结坚牢，虽推之，不移，名曰癥……瘕者，假也，其结聚浮假而痛，推移乃动也。"癥瘕有别，但临证病形相类，气滞血瘀，相互为因，难以截然分开，每多并称。

及其论治，癥瘕积块为有形之物，多由顽痰瘀积而致，"邪气盛为实"（《素问·通评虚实论》），消积散结应贯穿治疗始终，同时必须详察正气强弱，所谓"邪之所凑，其气必虚"（《素问·评热病论》），李中梓《医宗必读》曰："积之成者，正气不足，而后邪气踞之。"故不可概用攻伐破散之品。《活法机要》曰："壮人无积，虚人则有之，皆由脾胃怯弱，气血两衰，四时有感，皆能成积，若遽以磨坚破结之药治之，疾似去而人已衰矣。"《丹溪心法》云："凡积病不可用下药，徒损真气，病亦不退，当用消积药使之融化，则根除矣。"《女科经纶·癥瘕疝癖证》引李东垣："人以胃气为本，治法当主固元气，佐以攻伐之剂，必需待岁月，若期速效，投以峻剂，反致有误也。"

癥瘕结块之治，攻则伐正气，补则助邪实，用药两难处，谈氏之善用灸法又见其长，尤其是在"诸药不效"的情况下，灸法更有药物不及的优势，能通血脉，散结块，而无药食滞气碍邪之弊。《灵枢·刺节真邪》曰："脉中之血，凝而留止，弗之火调，弗能取之。"《医学入门》曰："凡病药之不及，针之不到，必须灸之。"

中脘穴在上腹部，前正中线上，当脐中上4寸，属任脉，是胃之募穴、八会穴，功能调理脾胃，化湿降逆。

承满穴位于人体的上腹部，当脐中上5寸，距前正中线2寸，属足阳明胃经。承，受也；满，满盛也。承满，水液满溢之意。功能调中化滞，健脾和胃，《针灸甲乙经》曰："肠鸣相逐，不可倾倒，承满主之。"

建里穴位于人体的上腹部，前正中线上，当脐中上3寸，功能和胃健脾，通降腑气。

灸取上述诸穴，温通气机，温化痰饮，俟中焦健运，再予丸药散结软坚，则无敛邪助实的弊端。

蚶壳丸用治一切气血痰块癥瘕。另《万氏家抄方》载瓦垄子丸，单味瓦垄子，煅烧，以醋淬3度，埋令坏，醋糕为丸，功能化瘀散结，又能消痰软坚。蚶壳为蚶科动物魁蚶、泥蚶及毛蚶的贝壳，别名瓦屋子、瓦垄子、瓦楞子、瓦楞子，味甘、咸，性平，消痰化瘀，软坚散结，《本草纲目》曰："咸走血而软坚，故瓦垄子能消血块，散痰积。"《丹溪心法》曰："瓦垄子能消血块，次消痰。"

外治用灸，内治服丸，这种用法在谈氏医案中屡见不鲜。灸法除了自身的治效外，如扶阳固脱、温经散寒、消瘀散结等，还能鼓舞脏气，激荡气机，促进药物吸收发挥，对内服药有增效强功之助。

恶露不尽

一妇人年三十八岁，曾产十胎，后有孕怕生，因服药堕胎，不期恶露去多，将死，服药三月止，存残命。其母九月间去看，将猪肚肺及风菱与食，自此病加。至次年三月，一向诸食不进，略饮米汤，况经事不行，几欲命绝。其母特诉此情。某与调理煎药二贴，二陈汤、四物汤加砂仁、神曲、香附、枳实各一钱，并阿魏丸出《摘玄方》。其母将药回归，举家哀哭，先以煎药一盏，撬开患人口灌之，当得苏醒。又服煎药二十贴、丸药一升，遂得全愈。

白话译：

有一名三十八岁的妇女，曾生产十胎，后又再次怀孕，由于害怕再次生产，于是服药打胎，不料流产后恶露不尽，病重将死，服药三个月后恶露才止，病情严重，不过留下了半条命而已。病人的母亲九月间前去探视，给她吃猪肚肺及风菱，自此病情更是加重。病情迁延至第二年三月，饮食一概不进，只能略略喝些米汤，月经也不来，几近病死。病人的母亲特地来找我诉说病情，求我想法医治，我给了她两剂调理的汤药，用二陈汤、四物汤加砂仁、神曲、香附、枳实各一钱，还有出自《摘玄方》的阿魏丸。病人母亲把药带回的时候，病人已经快死了，全家哀哭。急忙先用煎药一盏，撬开病人之口灌下，病人立刻苏醒过来。又服了煎药二十剂、丸药一升，病情即痊愈。

评按：

谈氏不少医案宁可简省叙证，也不惜墨病史，本案脉证欠缺，但病史所示，亦可大致推测病机。患者屡次受孕，复服药堕胎，恶露不尽三月，精血大虚，元气重伤。培补元气，当缓缓图之，所谓王道之药无近功，养护后天之本是首重，却因进食猪肚肺及风菱而伤及脾胃，盖肚肺肥腻生痰，菱角甘甜滞气，脾胃积滞难消，失于健运，故诸食不进，精血本亏，又无水谷之资，故经事不行，病至此，已成虚实错杂的难解局面，补则碍积，攻则伤正。

谈氏用四物汤补血扶正，二陈汤化痰，加砂仁，其性辛温，功能行气调中，和胃醒脾，治腹痛痞胀，胃呆食滞，噎膈呕吐，寒泻冷痢，妊娠胎动。谈氏同一时代的《韩氏医通》已有砂仁配伍熟地的用法，《本草纲目》引："按韩愗《医通》云：肾恶燥，以辛润之，缩砂仁之辛，以润肾燥。又云：缩砂主醒脾调胃，引诸药归宿丹田，故补肾药用同地黄丸蒸，取其达下之旨也。"可见砂仁除防熟地滋腻碍脾外，尚能增强熟地滋肾之功。神曲消食调中，香附、枳实行气理气，则是谈氏用药常例。此方养血、消食、理气同时并进，补而不助邪，消而不伤正，是揆度病机、善于权衡者也。汤剂虽曰攻补兼施，但因正虚极甚，汤剂之中，消积导滞药不可孟浪，汤者荡也，取其涤荡，丸者缓也，取其缓行，故汤剂之后，有阿魏丸跟进，缓消其积。

以阿魏丸名方者，不知凡几，《普济方》《济生方》《圣济总录》《太平圣惠方》等方书均有记载，仅《丹溪心法》收录者即有三：连翘一两、山楂二两、黄连一两三、阿魏二两（醋煮作糊），上药为末，醋煮阿魏糊作丸，主治肉积。又方：山楂、南星皂角水浸、半夏皂角水浸、麦芽炒、神曲炒、黄连各一两、连翘、阿魏醋浸、瓜蒌、贝母各半两、风化硝、石碱、萝卜子蒸、胡黄连二钱半，上药为末，姜汁浸，蒸饼为丸，一方加香附、蛤粉，主治诸般积聚。另有两方名小阿魏丸者，总以消积导滞为主。主药阿魏苦、辛，温。消积，散痞，杀虫。用于肉食积滞，瘀血癥瘕，腹

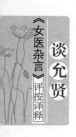

中痞块，虫积腹痛。《唐本草》曰："主杀诸小虫，去臭气，破癥积，下恶气，其力竣，其臭恶。"《本草经疏》曰："脾胃虚弱之人，虽有痞块坚积，不可轻用。"故阿魏多入丸散剂，且必时时顾护脾胃。

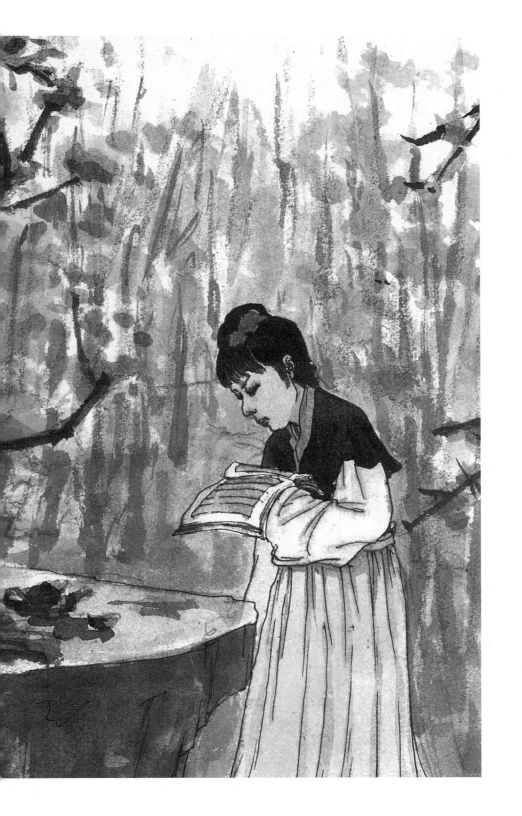

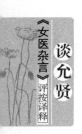

读女医杂言

　　余闻医家之说有曰：宁医十男子，不医一妇人。其所吕^①苦于医。妇人者，非徒内外相隔，亦由性气不同之故也。惟妇人医妇人，则吕己之性气，度人之性气，犹兵家所谓吕夷攻夷，而无不克者矣。余内之表姊，曰杨孺人谈氏，聪明读书，深达于医，经验既多，爰著《女医杂言》一书，盖将大济乎众，非止仁其一乡一邑而已。若孺人者，奚复有前所言之苦哉？然则是编之作，较之班姬之赋、卫夫人之书与朱淑真之诗，其用心得失，岂不大有可议者耶！

乡进士仝^②邑朱恩题

---

　　① 吕："以"的异体字。

　　② 仝："同"的古字。

重刻女医杂言跋

　　祖姑杨孺人以女医名邑中，寿终九十有六，生平活人不可以数计。余在龆龀，目睹其疗妇人病，应手如脱，不称女中卢扁哉！第余闻：活人众者，其后必昌。孺人之子濂既早亡，孙乔复以株连蔽罪死，爰室祀遂斩焉。岂余闻诸史册者，不足凭乎？为之搤腕者久矣。迩间居多暇，检先世遗泽，得余大父大邑府君手书，有《女医杂言》跋语，余窃谓得是编行世，则孺人之名将藉是不朽，多方构之弗得。有客郭寒江氏持是编授余，曰：闻足下将先人之业是修，请以是书备记室之录。余再拜受命，展卷庄读，皆正德庚午前所识，庚午后，年益高，术益神，乃无复识而传之也者。其信然乎！抑尝识之，而今已覆瓿耶。矧是编，先尝镌诸方板。里中先达，邵文庄公暨茹少忝公辈，素重名义，不侵为许可，题跋中所称述源流治验若指掌，良足为孺人重矣。今此板无有存焉者，伤哉！斩其祀以故，其泽易湮也。余重濡翰而镌勒之，则孺人之所为活人者，不得食报于子孙，尚垂名于世，世为不朽哉。

万历乙酉季春修禊日侄孙脩百拜敬跋

女医杂言跋

　　杂言若干则，皆吾姊杨孺人所经验者也。孺人聪慧警敏，迥出吾兄弟辈，为祖母茹太宜人所钟爱，饮食动息，必俱所言，莫非医药，孺人能入耳即不忘，书得肯綮。长，复究极诸家秘要，而通融用之，故在在获奇效，乡鄙①女流得疾者，以必延致为喜。晚恐其沦胥而泯，乃著是书于戏。良医之功与良相等，古有是言，以活人之难也。泝②而上之，称良相者代不数，称良医者能几何哉！而况于后世乎！况于妇人乎！是书之出，必有识者，顾余芜陋，罔测微奥，且言不足以信，传要不能轻而重之也。虽然，可得轩而轻之耶！敢赘此以俟。

　　　　　　　　正德辛未四月朔旦，京闱壬子举人劣弟一凤拜书

---

　　① 鄙：五百里为鄙，又说五百家为鄙。

　　② 泝：同"溯"。

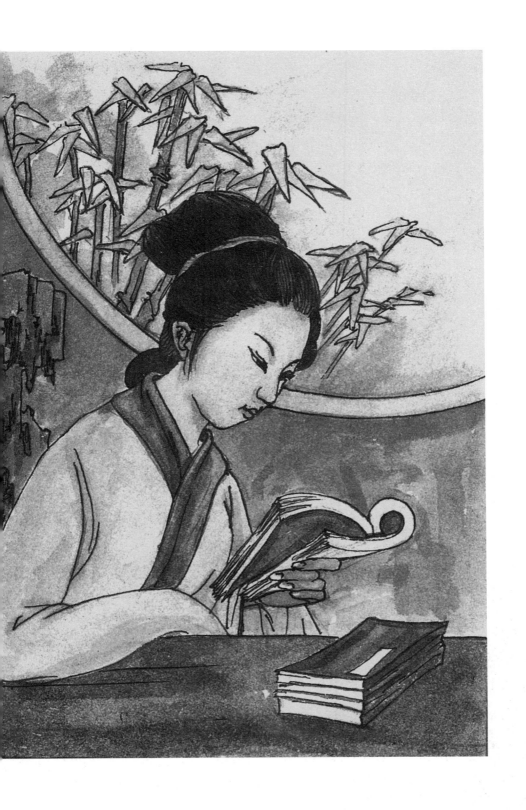

附：女医谈允贤评传

一、生平轶事

谈允贤，明代著名女医家，明南直隶无锡（今江苏无锡）人，因其夫家姓杨，故又名杨谈允贤。谈氏生卒年，据《女医杂言》明武宗正德五年（1510）谈氏自序，其时年五十岁，可知其当生于明英宗天顺五年（1461）；再据其侄孙谈脩在《女医杂言》跋中称，谈氏"寿终九十有六"，则可知其当卒于明世宗嘉靖三十五年（1556）。谈允贤与西汉义妁、晋代鲍姑、宋代张小娘子并称为中国古代四大女名医，著有《女医杂言》一卷。

谈氏生于官宦儒门世家，先世"以儒鸣于锡"，其曾祖父、祖父、伯父、父先后考中进士为官，其曾祖父官至"文林郎南京湖广道监察御史"，祖父官至"奉政大夫南京刑部郎中"，伯父官至"户部主事"，谈父则官至"莱州郡守进阶亚中大夫"，数代进士，显于当世。谈氏先祖原本知医通医，其曾祖父便赘同里世医黄遇仙，成为医学世家女婿。谈氏祖父亦因此以儒而兼通医学，鸣于一时，谈氏祖母亦"善医"。但由于谈父、伯父攻读科举，官位显赫，故"医用弗传"，为祖父、祖母引为憾事。

谈父官在刑曹时，曾接谈允贤祖父、祖母到身边赡养，谈允贤当时尚垂髫之年。祖父、祖母来到，谈父在家宴上，命侍于一旁的谈允贤歌五言、七言诗，及诵《女教》《孝经》等篇章以助宴会之兴，年幼的谈允贤诵读如流，让祖父、祖母异常惊喜。祖父奉政君欢喜地说："小孙女真是十分聪慧，不应该用寻常妇女的针织女红来约束她，可以让她学习我的医术。"有心让谈允贤继承家传之学。谈允贤当时年幼懵懂，虽能记得祖父当时的话，但还不太理解祖父的一片深心用意。但自此后，谈允贤便在祖母茹氏的指导下学习医学，少年时就熟读了《难经》《脉诀》等医书，昼夜不辍。闲暇时，则请祖母茹氏讲解医书大义，茹氏精擅医学，每一讲解，谈允贤心中疑惑立时解决，顿觉了然于胸，无所窒碍。以此家学渊源，谈允贤打下了深厚的医学功底，但此时尚未行医看病，还未能深入临证实践。

谈允贤及笄之年，出嫁杨氏，连连得血气等疾患，于是经常延请其他医生来诊疾。每当医生来为谈允贤诊病时，谈允贤往往先自行诊断，再与医生的诊断相互印证，思索别人的诊断与自己诊断的异同。配方抓药的时候，她也一定要亲手选取，反复斟酌可不可用。这样一来，谈允贤的中医临证水平便有了飞跃进步。之后，谈允贤连产三女一子，凡生病都不按照其他医生的诊治来用药，而一凭请教祖母茹氏，再自己亲手处方施治。到此时，谈允贤在医学临证上已有所尝试，但仍未收到良效。

后祖母茹氏年事已高，于临终弥留之际，将她多年总结的经验方书与配药器具全部传授给了谈允贤。并叮嘱谈允贤说："认真学习记诵这些医书吧，我就可以瞑目了。"谈允贤因亲近的祖母去世，悲伤过度，于是一病不起，长达七个多月卧病在床，直到奄奄一息，病重将死。谈母以为女儿病已不治，私下里为谈允贤准备后事。谈允贤正当生死之际，忽在昏迷中梦见过世的祖母。梦中，祖母告诉谈允贤：你病不当死，命不该绝，治疗的药方就在某部医书第几卷中，如果依法调治，应该会很快痊愈，寿命会活到七十三岁，你将来还要光大我的医术，救济老百姓的病苦，不要担心。言毕，谈允贤忽然惊醒。强自起床检阅方书，果然在某医书的第几卷中找到治病医方，以此调之，病情便渐渐痊愈，此时才深深感受到了医药的良效。

谈允贤自愈沉疴的事情不胫而走，亲朋乡邻尽知此事。很多女病人本来身患疾病，但因碍于礼教，不便找男医生诊治，病情长期拖延，听说了谈允贤的事迹，都前来找她诊病。一时间，相识的女流眷属前来求治的，络绎不绝。谈允贤为她们医治，往往获得奇效。自此，乡里妇女生病后，必以延请到谈允贤为喜。多年后，谈允贤的侄孙谈脩在撰写《重刻女医杂言跋》时，感叹地回忆说，他在童年时亲眼目睹祖姑谈允贤为女病人疗疾，效果可谓"应手而脱"，活人不可以数计，可称得上是女中扁鹊。

明武宗正德五年庚午（1510），谈允贤五十岁时，一日忽然想到梦中祖母所说自己能活到七十三岁的期限，已去三分之二。自感人生如白驹过隙，余日几何！忆及梦中祖母"光大其医术，以利济百姓"的谆谆嘱咐，便下定决心要将祖母所授医术与自己临证所得著之笔端，以传后世。于是撰录平日成功验案三十一条，命儿子杨濂抄写，于正德六年辛未（1511）刊刻出版，于是有了《女医杂言》一书。

谈允贤后至明世宗嘉靖三十五年（1556）才去世，寿至九十六岁。其子杨濂早亡，其孙杨乔又以株连获罪而死，"室祀遂斩"，所谓"君子之泽，五世而斩"。后谈允贤侄孙谈脩谈及此事时说，古书上载"活人众者，其后必昌"，可谈氏子孙皆殁，难道是古书不足以凭吗？为之扼腕叹息。然而《女医杂言》流传后世，谈氏虽"不得受报于子孙"，但却能名垂后世于不朽！《女医杂言》虽于正德六年刊刻，但可能刊印数量不大，流传并不广，几近亡佚。直到谈允贤去世三十年后，其侄孙谈脩经过多方搜求谈氏遗著，方于明神宗万历十三年乙酉（1585）将《女医杂言》再次重刻，遂流传至今。

综观谈允贤生平，其年幼得祖父、祖母教导习医，家学渊源，学有所承；后又勤于思考，于临证上深入思索，并受祖母临终诸家方书，集众家所长，行之于实践，方得成就一代方家，成为历史上不可多得的

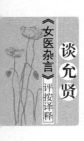

女名医之一。

二、著作与社会背景

《女医杂言》为谈允贤五十岁时根据祖母传授的医理和自己的临证所得而成，采用追忆的方式撰录了谈氏五十岁之前（明武宗正德五年庚午前）的三十一则医案。三十一则医案所治疗的患者全部为女子，但不只是囿于妇科，实际包括了吐血咳嗽、风湿麻木、血淋、滑胎、痄疮、丹毒、缠腰疬、颈生痰核、癫疮、泄泻、小儿白泻、疟痢、翻胃呕吐、荷叶癣风、耳项风、不寐、痿证、黄疸、荔枝鼻、隔气、产后劳伤、不孕、气血俱虚、癥积、胎自堕、小儿食积、妊娠伤食、恶露不尽等内、外、妇、儿各科病证。从三十一则医案来看，谈氏辨证精细入微，遣方用药、临证施治平和而精准，反映了谈氏高超的医学水平。

《女医杂言》虽是一部医学著作，但是三十一则医案却如同一幅宏大的历史画卷，展现了明代社会妇女阶层的生活画面，堪称一幅笔法精细的"明代社会众生相"。三十一则医案的女主人公在谈允贤的笔端栩栩如生，谈允贤以平缓而生动的笔调，将这些病人获病的来龙去脉说得清清楚楚。其笔触看似波澜不惊，其实内中故事却是惊心动魄。很多妇女获病，与当时的社会文化背景有着密切关系。

古代封建社会，妇女地位低下，遵守三从四德，在社会乃至在家庭都没有话语权，一辈子的遭遇往往寄希望于丈夫，无由自主。若丈夫嫌弃，或家庭贫苦，常常导致身心备受摧残，为情志所伤，身染沉疴痼疾，酿成悲剧。因此，要研究明代社会，尤其是明代妇女阶层的生活，《女医杂言》三十一则医案是不可多得的参考资料。本节从三十一则医案中梳理明代妇女的生活情况与致病病因。

第一种情况，因家庭贫困、辛苦劳伤获病。古代大多数妇女不仅从事家务，同时还要承担家庭生计，生活十分贫苦，《女医杂言》有几则医案都述及于此。

如"风湿麻木"一案，一名四十岁的中年妇女，不分春夏秋冬、白天黑夜、刮风下雨、阴天晴天，每天都要把舵划船，罹患双手麻木的疾病已经六年，服药不能获效。谈允贤为她艾灸及予服除湿苍术汤，病情方才痊愈。

又如"血淋"一案，一名三十八岁的中年妇女，家里是从事烧砖窑行业的，丈夫外出，她便亲自搬运火砖，每天要搬运到半夜二更时分才歇息，偶因月经期间劳累搬砖，劳累太过而耗伤元气，于是便得了崩漏之疾，三个月都止不住经血，后来转为尿血的血淋病，病情迁延三年，服用各种药物都没有效果。谈允贤为其处方补中益气汤方才痊愈。

又如"妊娠伤食"一案，描摹更为生动。一名二十八岁的青年妇女，家中以酿酒为生计，整日劳作，十分辛劳。有一天，不小心丢失了一个银挑心，寻找了一天一夜也未找到，病人由此痛惜而不思饮食，汤水不进，此时又恰好怀有五个月的身孕。病妇的婆婆怜惜她因丢失财物而心痛不食受饿，于是煨了两枚米饼给她吃。病妇只吃了一枚，米饼停滞于中脘一个多月不能消化，不能饮食，米粒不进，病情渐渐危笃，将欲命绝，家中已经为她准备好了棺材寿衣。病人的婆婆找到谈允贤哭诉，流着眼泪诉说儿媳得病的详细经过。谈允贤本医者仁心之心意，撬开病人之口，将追积丸为病人灌下，方救得病人一命，之后产下一女婴。唐代诗人元稹诗云："贫贱夫妻百事哀。"此则医案中，病人因失落一个银挑心，家庭贫困，一时心痛之至，差点由此而丢掉性命。

第二种情况，因夫家嫌弃、丈夫娶妾甚或嫖娼、或不能生育产子，心中嫉愤、忧虑而获病。这种情况在中国古代社会中非常普遍。古代社会的女子素来受到"在家从父，出嫁从夫，夫死从子""男尊女卑""不孝有三，无后为大"等伦理教条的禁锢，富家女子从小便要熟读《女论语》《女孝经》等著作。谈允贤则是幸运的，年幼时本来也是走的一般女子三从四德的道路，熟读《女教》《孝经》等书，但因自小聪慧，得祖父怜爱，在祖母的指导下，走上了习医之路，成为不可多得的女名医。而一般的女子就没有谈允贤这般幸运了，终生的命运都指望着夫家，若公婆慈蔼、夫妻和睦、生育子嗣，则终生有望，若遭遇公婆严苛、丈夫离弃甚至虐待、所遇非人、又无子嗣，则是一生悲剧之肇端。

《女医杂言》中，述及如此情况的例子非常多。

如"吐血咳嗽"一案，一名三十二岁的妇人，丈夫是从事牙行职业的商人，狡黠重财，常以钱财欺瞒，而病人向来脾气急躁，因此与丈夫吵闹，当下吐血两碗，后并兼咳嗽，三年不能痊愈。

又如"丹毒"一案，一名四十三岁的中年妇女，因为不能生子，丈夫便娶了小妾，并且带着小妾离开家，居住在外，这名妇女因此心怀忿怒而生病，罹患火丹。

又"不孕"一案，一名三十二岁的妇女，生养了四胎，之后十年不再生育，因未生养儿子，十分忧愁烦闷。谈允贤为之诊治，询问病因，病人才告诉因其丈夫经常嫖娟，有一次病人正值月经期，却因丈夫嫖娟与夫大闹，以此月经过多而耗伤气血，于是发为白淋之证，导致不孕。

又"胎自堕"一案，一名三十六岁的妇女，孕育过四个胎儿，但后三胎都是将近三四个月就流产了。其丈夫家中富贵，因而十分担心没有子嗣，便欲纳妾。病人由此忧虑忿怒太过，加之家务非常繁重，更加不能成胎。甚至找到女医谈允贤商议，但也没有什么办法能阻止她的丈夫纳妾。谈允贤经过诊断，认为病人是因为劳碌、忿怒太过，七情内伤，情志化火，内火妄动，导致的胎堕而流产，经谈氏调治而愈。

如上种种，不胜枚举。盖其根源，多在于妇女地位低下，夫家嫌弃所致。然而多数时候限于封建礼教，这些病人在面对男性医生之时，大多难以启齿，医生也就无法弄清病因，疗效自然也就受到影响，故古代常有"宁治十男子，不治一妇人"之说。谈允贤作为女医，让这些女性病人有了向医生倾诉的机会，愿意将烦恼告诉医生，从而保证了治疗的精准性，提高了疗效。因此，谈允贤《女医杂言》医案中有很多对女性病人不幸遭遇的描写，这在古代医案中是罕见的。

第三种情况与第一种情况恰恰相反，一些富贵人家的女性生活安逸，锦衣玉食，常处深闺，也是致病的常见因素。

如泄泻一案，一名富贵人家的妇女，三十三岁，患了泄泻的病证，曾服用过不少药物都没有效果。谈允贤仔细询问，考虑病人是饮食太过，脾胃不能运化，脾胃久虚又受到湿邪侵袭所引起，予以灸法痊愈。

又有富贵人家的幼女，因饮食太过致病的，三十一则医案中竟有两例。一例为"小儿白泻"，一富家的小女儿，年纪才八岁，得了白泻的病证，前医误认为是疳积导致的泄泻，治疗一年不能痊愈。谈允贤仔细询问其中原因，才得知这名女童是后母所生，家属溺爱太过，导致饮食太过而伤食。遂以灸法及内服保和丸而愈。另一例为"小儿食积"，一名年方六岁的女童，父母十分宠爱，不吝惜饮食，元宵节的时候，恣意多多食用糖圆子，由此而食积于内，大约两个月后病重将死，后谈允贤予服追积丸而愈。

以上即是《女医杂言》中女性病人获病常见的几大类病因，大多和当时的社会文化背景有关。明代妇女社会地位低下，《明史·列女传》开篇便指出："妇女之行，不出闺门。"妇女面对封建社会礼教的约束，对自身不幸的处境一味屈从，久而久之，便形成病态，当这种病态成为普遍性的时候，就成为了一种社会的病态。《女医杂言》中这些女性病人，实际上很多是以生病这样一种形式来反抗自身的悲惨遭遇和病态的社会制度。女医谈允贤面对这种社会的病态，从医者仁心的人文关怀出发，不仅采取药物治疗，在询问这些女病人起病缘由时，病人向女医的倾诉，也是一种心理上的疏导。因此，《女医杂言》不仅仅是一部医著，同时还是一部深刻反映明代社会妇女阶层生活情况的重要参考资料。

三、学术源流与临证特色

谈氏侄孙谈脩在《重刻女医杂言跋》中说谈允贤犹如女中扁鹊，医术如神，治病"应手如脱"，《女医杂言》仅仅只是谈允贤五十岁以前（正德庚午年前）的医案，五十岁以后"年益高，术益神"。惜谈允贤五十岁后的医案已荡然无存，让人不可想象谈氏的医术最后到了怎样的一个境界。但从其五十岁所撰的《女医杂言》三十一则医案来看，谈允贤的中医水平已经是相当之高，并且非常有特色。总结其学术源流与临证，大约有如下几个特点：

第一，善用灸法。灸法是中医学传统的治疗手段，可追溯到上古时代。历史上的扁鹊、华佗都擅长用灸法治疗危急疑难重症。晋代葛洪之妻名医鲍姑，也最擅长灸法。灸法有温经散寒、温补阳气的作用，最适宜于寒湿类、阳虚类疾病，若用之得当，功效不在附子、干姜之下，甚至有回阳救逆、起死回生之功。宋代医家窦材十分推崇灸法，在其所著《扁鹊心书》中力推保命之法，认为"灼艾第一、丹药第二、附子第三"，艾灸排第一，附子仅排第三，可见艾灸所具有的神奇疗效。令人惋惜的是，明清以来的医家除针灸家外大多表现出重药轻针灸的倾向，就算是针灸家不少也重针而轻灸。谈允贤《女医杂言》三十一则医案中，有十三则的治疗都以灸法为主，并且其效如神。

如治疗一名五十二岁的妇女，患者得了翻胃呕吐之证，每天只能喝下几杯酒，如果吃一点米粒就立刻呕去。就这样患病整整一年，身体瘦弱不堪，看起来犹如死人之形。谈允贤为其诊治，采取艾灸之法，灸取上脘、中脘、下脘、左右食关等五处穴位。谈氏刚开始为病人上艾灸的时候，艾火挨近病人皮肤就立刻爆去熄灭，和常人相比，十分奇异。再给病人做成艾炷灸，也爆去了。直到第三次方得火力，艾灸才算成功。患者艾灸治疗回家后，立时就能吃下一碗虾羹，又吃了一盏鲜鱼粥，当时也没有呕吐。到了第二天二更时分，呕吐才再次发作，十分剧烈，并且呕下一物，丢在水盆里装了起来。等天亮的时候一看呕吐物，原来是一条扁虫，长五寸，宽一寸左右。后再为患者调养脾胃即愈。

又有一名三十二岁的妇女，生养了四胎，之后十年不再生育，因未生养儿子，十分忧愁烦闷。谈允贤为她艾灸了气海、关元、中极、左右气冲等五处穴位，并让病人服用何首乌丸。连灸三年之后，病人便生育一子。

这两则医案充分展现了谈允贤神奇的灸术，可谓起沉疴、愈痼疾。谈氏灸法值得后世学者思考与学习。

第二，治疗上重视脾胃。脾胃为人体升清降浊的中枢，前人称脾胃为后天之本。因此在中医临证治疗中，从脾胃论治或顾护脾胃极其重要，受到历代医家的重视。金代名医张元素开创易水学派一脉，其特色之一便是重视调治脾胃，易水学派由张元素的弟子李东垣发扬光大，李东垣撰有《脾胃论》《内外伤辨惑论》《兰室秘藏》等医学名著，对后世影响极大。谈允贤也受到李东垣脾胃学说的巨大影响，《女医杂言》中有不少病例皆从脾胃论治，都收到了良好的效果。

如一名三十八岁的妇女，拉砖劳累后患崩漏三个月不止，后转成尿血的血淋病，三年不愈。谈允贤认为病人是劳累太过而耗伤了元气，于是用补中益气汤加黄芩、香附、大蓟而愈。谈氏说这样的病人她还遇到过五六人，都用上述的方药取得了良好的效果。补中益气汤为李东垣先生名方，方由黄芪、白术、人参、陈皮、当归身、升麻、柴胡、炙甘草八味组成，功能补中益气、升阳举陷。谈允贤紧扣病人元气亏虚、不能摄血的病机，一举治愈迁延三年的血淋。其余治疗泄泻、小儿白泻、翻胃呕吐、隔气、气血俱虚、癥积、气瘘、小儿食积、妊娠伤食等病证，都善于用灸法温中调脾，或运用补中益气汤、和胃白术丸、调中汤、人参六君子汤、追积丸、保和丸等调治中焦脾胃。

第三，推崇丹溪学说。丹溪学派由元代名医朱丹溪（朱震亨）所创，丹溪学说在明代前中期的中医学术界中基本居于统治地位，明代前中期不少名医都是丹溪学派传人或私淑者。丹溪学说的主要特点在于相

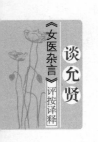
火论、滋阴降火与气血痰郁学说。谈允贤为明代中期医家，于临证表现出较为明显的丹溪学派倾向，也善于治气、治血、治痰、治郁，对丹溪法、丹溪方的运用十分出色。不少医案都用到了大补阴丸、紫苏安胎饮、琥珀镇心丸、何首乌丸、防己饮等丹溪方。对朱丹溪所推崇的四物汤、二陈汤、越鞠丸，一治血、一治痰、一治郁的几张方子，运用也十分精纯。

安胎方面，也推崇丹溪的思路，在滑胎、胎自堕两则医案中，都用到了丹溪安胎之法。如治滑胎案，病人为一名二十六七岁的妇女，每次一怀上胎儿后，不久就会流产，总共流产了六胎，服用了很多药物都保不住胎儿。谈允贤为病人诊治，认为是肝气郁结、郁火内动、扰动胎元导致的流产，于是用《丹溪方》中的紫苏安胎饮进行治疗。后又用米泔水浸於潜白术二两、醋炙鼠尾黄芩二两，研细末，每天清晨空腹时，以紫苏煎汤送服药散两钱，病人后来便顺利地产下了一名女婴。朱丹溪善用紫苏、白术、黄芩等品安胎，颇有心法，《名医类案·堕胎》中即以丹溪治疗滑胎之医案为首。谈允贤在治疗此则滑胎医案，便用到了丹溪心法。由此可见，谈允贤医学显系传自丹溪一脉，同时又参合了易水心法。

除以上三点外，谈允贤还擅长治疗外科疾患，外用方药的运用也颇有心得，读者若有心，可深入学习研究《女医杂言》三十一则医案。

总之，谈允贤是中国历史上不可多得的女名医之一，其著《女医杂言》有较大的学术价值与临床实用价值，也不同于其他医案著作，有着女性医者的严谨、细致、平和的风格。同时，《女医杂言》医案的描述十分生动，三十一则医案可以说是三十一个故事，描摹了封建社会形形色色的妇女形象，记录了她们的患病遭遇，读者可通过三十一则医案了解明代社会的历史文化背景，作为研究明代社会的重要参考资料。

汪　剑

2015 年 1 月 19 日于云南中医学院

附编：金元四大家女科心法要诀

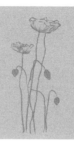

素问病机气宜保命集·女科

黄帝素问宣明论方·妇人门

兰室秘藏·妇人门

儒门事亲·女科

金匮钩玄·妇人科

丹溪心法·女科

脉因证治·女科

素问病机气宜保命集·女科

金·刘完素

妇人胎产论第二十九（带下附）

论曰：妇人童幼天癸未行之间，皆属少阴。天癸既行，皆从厥阴论之。天癸已绝，乃属太阴经也。治胎产之病，从厥阴经者，是祖生化之源也。厥阴与少阳相为表里，故治法无犯胃气及上二焦，为三禁：不可汗，不可下，不可利小便。发汗者，同伤寒下早之证。利大便，则脉数而已动于脾；利小便，则内亡津液，胃中枯燥。制药之法，能不犯三禁，则荣卫自和，荣卫和而寒热止矣。外则和于荣卫，内则调于清便，先将此法为之初治，次后详而论之，见证消息，同坏证伤寒，为之缓治。或小便不利，或大便秘结，或积热于肠胃之间，或以成痿，或散血气而为浮肿，盖产理多门，故同伤寒坏证。如发渴用白虎，气弱则黄芪，血刺痛而用以当归，腹中痛而加之芍药。以上例证，不犯三禁，皆产后之久病也。凡产后暴病，禁犯不可拘也。如产后热入血室者，桃仁承气、抵当汤之类是也；胃坚燥者，大承气不可以泄药言之。产后世人多用乌金、四物，是不知四时之寒热，不明血气之虚与实，盲然一概，用药如此，而愈加增剧，是医人误之耳。大抵产病天行，从增损柴胡；杂证，从加添四物。然春夏虽从柴胡，秋冬约同四物，药性寒热，病证虚实，不可不察也。

四物汤　常病服饵，四时各有增损。今具增损于后：

春倍川芎（一曰春，二曰脉弦，三曰头痛），夏倍芍药（一曰夏，二曰脉洪，三曰泄），秋倍地黄（一曰秋，二曰脉涩，三曰血虚），冬倍当归（一曰冬，二曰脉沉，三曰寒而不食）。此常服顺四时之气。而有对证不愈者，谓失其辅也。春防风四物（加防风，倍川芎），夏黄芩四物（加黄芩，倍芍药），秋天门冬四物（加天门冬，倍地黄），冬桂枝四物（加桂枝，倍当归）。此四时常服，随证用之也。如血虚而腹痛，微汗而恶风，四物加术、桂，谓之腹痛六合。如风虚眩晕，加秦艽、羌活，谓之风六合。如气虚弱，起则无力，匡然而倒，加厚朴、陈皮，谓之气六合。如发热而烦，不能安卧者，加黄连、栀子，谓之热六合。如虚寒脉微，气难布息，不渴，清便自调，加干姜、附子，谓之寒六合。如中湿身沉重无力，身凉微汗，加白术、茯苓，谓之湿六合。此妇人常病及产后病通用之药也。治妇人虚劳，《局方》中谓之首尾六合者，如大圣散下熟干地黄丸，是治无热虚劳，专其养也，中道药也。牡丹煎丸，空心食前，人参荆芥散，临卧食后，是治有热虚劳药也。

治妇人怀胎腹胀，**枳壳汤**。

枳壳三两，炒　黄芩一两

上为粗末，每服半两，水一盏半，煎一盏，去滓温服。

治产前胀满，身体沉重，枳壳汤中加白术一两。

治产前寒热，小柴胡汤中去半夏，谓之**黄龙汤**。

治怀孕胎漏，**二黄散**。

生地黄　熟地黄各等分

上为细末，加白术，枳壳汤调下一两，日二服。

治有孕胎痛，**地黄当归汤**。

当归一两　熟地黄二两

上为粗末，作一服，水三升，煎至升半，去滓顿服。

束胎丸

白术　枳壳_{去穰}[①]，炒，等分

上为末，烧饭为丸如桐子大，每月一日，食前服三五十丸，温熟水下。胎瘦易生也，服至产则已。

产间药，治胎衣不下，或子死腹中，或血冲上昏闷，或血暴下及胞干而不能产者，宜服**半夏汤**。

半夏曲_{一两半}　桂_{七钱半，去皮}　大黄_{五钱}　桃仁_{三十个，去皮尖炒}

上为细末，先服四物汤三两服，次服半夏汤三钱，生姜三片，水一盏，煎去三分，食后。如未效，次服下胎丸。

下胎丸

半夏_生　白蔹_{各半两}

上为细末，滴水为丸，如桐子大，食后，用半夏汤下三二丸，续续加至五七丸。如有未效者，须广大其药，榆白皮散主之。又不效，大圣散主之。有宿热人，宜服人参荆芥散。

产后药，治产后经水适断，感于异证，手足牵搐，切牙昏冒，宜**增损柴胡汤**。

柴胡_{八钱}　黄芩_{四钱半}　人参_{三钱}　半夏_{三钱}　石膏_{四钱}　知母_{二钱}　黄芪_{五钱}　甘草_{四钱，炙}

上为粗末，每服半两，生姜五片，枣四个，水一盏半，煎至一盏，温服清，无时。

前证已去，**次服秦艽汤**，去其风邪。

秦艽_{八钱}　人参_{三钱}　防风_{四钱半}　芍药_{半两}　柴胡_{八钱}　黄芩_{四钱半}　半夏_{三钱}　甘草_{四钱，炙}

上为粗末，每服五七钱，水一盏，煎至七分，温服清，无时。二三日经水复行，前证退，宜服荆芥散。小柴胡小料中加荆芥穗五钱，枳壳五钱麸炒去穰，同小柴胡汤煎服。三二日后，宜正脾胃之气，兼除

[①]　穰："穰"的异体字，同"瓤"。

风邪，宜服**防风汤**。

苍术四两　防风三两　当归一两半　羌活一两半

上为粗末，每服一二两，水三盏，煎至一盏半，取清，续续常服，无时。

凡胎前之药，无犯胎气。产后变化，并同伤寒坏证，尽从加减四物汤调治。

治产后腹大坚满，喘不能卧，**白圣散**。

樟柳根三两　大戟二两半　甘遂一两，炒

上为极细末，每服二三钱，热汤调下，取大便宜利为度。此药主水气之胜药也。

治产后风气在表，面目四肢浮肿，宜加减《局方》中七圣丸，每服二十丸，白汤下，日加三四丸，以利为度。如浮肿喘嗽，加木香、槟榔倍之，谓气多浮则肿。如头目昏冒，加羌活、川芎，谓多风也。如只浮肿，依七圣丸本方服之。

治产后日久虚劳，虽日久而脉浮疾者，宜服**三元汤**。

柴胡八钱　黄芩　人参　半夏洗　甘草炙，以上各三钱　川芎　芍药熟地黄　当归各二钱半

上为粗末，同小柴胡汤煎服。

治日久虚劳，微有寒热，脉沉而浮，宜**柴胡四物汤**。

川芎　熟地黄　当归　芍药各一两半　柴胡八钱　人参　黄芩　甘草半夏曲以上各三钱

上为粗末，同四物煎服。

如日久虚劳，针灸、小药俱不效者，宜服**三分散**。

白术　茯苓　黄芪　川芎　芍药　熟地黄　当归各一两　柴胡一两六钱　黄芩六钱　人参一两六钱　半夏六钱　甘草六钱

上为粗末，每服一两，水一盏，煎至半盏，温服清，日一服。

治产后虚劳不能食，宜**十全散**。

白术　茯苓　黄芪各二两　人参　川芎　芍药　熟地黄　当归各一两

桂一两半　甘草一两半，炙

上剉如麻豆，每服半两，水一盏半，入生姜五片，枣三枚，同煎至七分，空心食前，温服清。

凡虚损病者，浅深治有次第。《虚损论》中详论之。

治产后诸风，痿挛无力，**血风汤**。

秦艽　羌活　防风　白芷　川芎　芍药　当归　地黄　白术　茯苓各等分

上为细末，一半炼蜜丸如桐子大，一半散，温酒调下丸子五七十丸，甚妙。

治产后诸积不可攻，当养阴去热，其病自退，宜服**芍药汤**。

芍药一斤　黄芩　茯苓各六两

上三味为粗末，每服半两，水煎，日三服，去滓温服。

治产后儿枕大痛，**黑白散**。

乌金石烧红醋淬七遍，另为细末　寒水石烧存性末

上二味各等分，另顿放，临服各抄末一钱半，粥饮汤下。痛止便不可服，未止再服，大效。

治产后不烦而渴，**桃花散**。

新煅石一两　黄丹半钱

上细末，渴时冷浆水，调一钱服。

治产后冲胀，胸中有物状，是噎气不降，**紫金丹**。

代赭石　硵砺石各等分

上为细末，醋糊为丸，如桐子大，每服三五十丸，温水下，无时。

治脐腹痛不可忍，四物汤一两，加玄胡三钱半。

治血癖腹痛及血刺腰痛，四物汤细末二两，加酒煮玄胡细末三两，每服三钱，酒调下。

治血运、血结、血聚于胸中，或偏于少腹，或连于肋胁，四物汤四两，倍当归、川芎，加鬼箭、红花、玄胡各一两，同为末。如四物汤煎服，取清，调没药散服之。

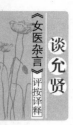

没药散

虻虫一钱，去足羽，炒　水蛭一钱，炒　麝香一钱　没药三钱

上为细末，煎前药调服，血下痛止，只服前药。

治产后头痛，血虚、痰癖、寒厥，皆令头痛，**加减四物汤**。

羌活　川芎　防风　香附子炒　白芷以上各一两　石膏二两半　细辛二钱　当归五钱　熟地黄一两　甘草五钱　苍术一两六钱，去皮

上为粗末，每服一两，水煎，服无时。如有汗者，是气弱头痛也，方中加芍药三两，桂一两半，加生姜煎。如痰癖头疼，加半夏三两，茯苓一两半，加生姜煎。如热厥头痛，又加白芷三两，石膏三两，知母一两半。寒厥头痛，加天麻三两，附子一两半，生姜煎。

治产后风虚血眩，精神昏昧，**荆芥散**。

荆芥穗一两三钱　桃仁五钱，去皮尖，炒

上为细末，温水调服三钱，微喘加杏仁去皮尖，炒、甘草炒各三钱。

治产前证，胎不动，如重物下坠，腹冷如冰，**立效散**。

川芎　当归各等分

上为粗末，每服秤三钱，水二盏，煎至一盏，去滓，食前服。

治妇人胎漏及因事下血，**枳壳汤**。

枳壳半两　黄芩半两　白术一两

上为粗末，每服五七钱，水一盏，煎至七分，食前空心服。

治妇人筋骨痛及头痛脉弦，憎寒如疟，宜服**防风六合汤**：四物汤四两，加羌活、防风各一两。

治妇人血气上冲，心腹肋下闷，宜服**治气六合汤**：四物四两，加木香、槟榔各半两。

治妇人脐下冷，腹痛、腰脊痛，宜服**玄胡六合汤**：四物内加玄胡、苦楝（炒）各一两。

治妇人气充经脉，月事频并，脐下痛，宜**芍药六合汤**：四物内倍加芍药。

治妇人经事欲行，脐腹绞痛，宜服**八物汤**：四物内加玄胡、苦楝

各一两，槟榔、木香各半两。

治妇人经水过多，别无余证，四物内加黄芩、白术各一两。

治妇人经水涩少，四物内加葵花煎。

治妇人虚劳气弱，喘嗽胸满，宜**治气六合汤**：四物内加厚朴一两，制枳实半两炒。

以上煎法，并同四物服之。

四物主治法：

熟地黄，补血。如脐下痛，非熟地黄不能除。此通肾经之药也。

川芎，治风，泻肝木。如血虚头痛，非芎不能除去。此通肝经之药也。

芍药，和血理脾。治腹痛非芍药不能除。此通脾经之药也。

当归，和血。如血刺痛，非当归不能除，加血气之壮，此通心经之药也。

以上四味治法，如前一证，于四物汤中各加二味用之。如少腹痛，四物汤四两，加玄胡、苦楝各一两。经水暴多，四物四两，加黄连、黄芩各一两。如腹痛者，只加黄连；如夏月用，不去黄芩。经水如黑豆水，加黄连、黄芩各一两。如经水少而血色和者，四物四两，加熟地黄、当归各一两。如经水适来适断，往来寒热者，先服小柴胡，以去其寒热，后以四物汤调治之。如寒热不退，勿服四物，是谓变证，表邪犹存，不能效也。依前论中变证，随证用药调治之。

治妇人血积，**增损四物汤**。

四物内加广茂、京三棱、桂、干漆，皆依法制，各加一两，如四物煎服。

治妇人产后血昏、血崩、月事不调，远年干血气，皆治之，名曰**红花散**。

干荷叶　牡丹皮　当归　红花　蒲黄炒

上各等分，为细末，每服半两，酒煎和滓温服。如衣不下，另末榆白皮，煎汤调半两，立效。

治妇人恶物不下。

当归炒　芫花炒

上细末，酒调三钱，又好墨醋碎末之，小便、酒调下妙。

又治胎衣不下，蛇退皮炒焦细末二钱，酒调下。

诸见血无寒，衄血、下血、吐血、溺血皆属于热。但血家证，皆宜服此药，**生地黄散**。

生地黄　熟地黄　枸杞子　地骨皮　天门冬　黄芪　芍药　甘草黄芩

上各等分同剉，每服一两，水一盏半，煎至一盏，去滓温服。脉微、身凉、恶风，每一两加桂半钱，吐血者多有此证。

治衄血不止，**麦门冬饮子**。

麦门冬　生地黄

上等分剉，每服一两，煎服。又衄血，先朱砂、蛤粉，次木香、黄连。大便结，下之，大黄、芒硝、甘草、生地黄。溏软，栀子、黄芩、黄连可选用。

带下论附

论曰：赤者热入小肠，白者热入大肠。原其本也，皆湿热结于脉。故津液涌溢，是为赤白带下。本不病，缘五脉经虚。结热屈滞于带，故女子脐下疠痛而绵绵，阴器中时下也。故经曰：任脉为病，男子内结七疝，女子带下瘕聚。王注曰：任脉自胞上过带脉，贯于脐上，故男子内结七疝，女子带下。带脉起于季胁章门，如束带状，今湿热冤结不散，故为病也。经曰：脾传之肾，病名曰瘕疝，少腹冤热而痛，出白，一名曰蛊。所以为带下。冤，屈也。冤，结也。屈滞而病热不散，先以十枣汤下之，后服苦楝丸、大玄胡散调下之，热去湿除，病自愈也。如女子不月，先泻心火，血自下也。《内经》曰：二阳之病发心脾，有不得隐曲，故女子不月，其传为风消。王注曰：大肠、胃发病也，心、脾受之。心主血，心病则血不流；脾主味，脾病则味不化。味不化则精不足，精血不足，故其证不能已，亏则风邪胜而真气愈消也。又经曰：月事不来者，胞脉闭也。胞脉属于心而络于胞中。今气上迫肺，心气不得下通，故月事不来。先服降心火之剂，后服《局方》中五补丸，后以卫生汤，治脾养血气也。

苦楝丸　治妇人赤白带下。

苦楝_{碎，酒浸}　茴香_炒　当归

上等分，为细末，酒糊丸如桐子大，每服三五十丸，空心酒下。腰腿痛疼，四物四两，加羌活、防风各一两。

卫生汤

当归　白芍药_{各三两}　黄芪_{三两}　甘草_{一两}

上为粗末，每服半两，水二盏，煎至一盏，去滓温服空心。如虚者，加人参一两。

黄帝素问宣明论方·妇人门

金·刘完素

妇人总论

《素问》曰：目得血而能视，耳得血而能听，指得血而能摄，掌得血而能握，足得血而能步，脏得血而能液，腑得血而能气。然血所通流，则气亦然也，血气宣行其中，神自清利，而应机能用矣。故《素问》：气血，人之神也，不可不谨调护。然妇人以血藏为基本也。夫妇人之病，手太阳、手少阴。小肠、心之经络为表里，起自任冲之脉，于中极之下，以上毛际，循腹里关元，上至咽喉颐，循面目，过带脉，贯脐而止。以妇人月水，一月一来如期，谓之月信。其不来，则风热伤于经血，故血在内不通。或内受邪热，脾胃虚损，不能饮食。食既不克，营卫凝涩，肌肤黄燥，面不光泽。或大肠虚，变为下利，流入关元，致绝子嗣。为子藏虚冷劳损，而病带下，起于胞内。夫带下之造化，但分经络，标本殊异，为病之本气也。其病所发，正在过带脉之分，而淋漓以下，故曰带下也。赤白之说者，无实已。法曰：头目昏眩，口苦舌干，咽喉不利，小便赤色，大便滞涩，脉实而数者，皆热证也。凡白带下者，亦多有之，为病寒岂能然？《素问》：亢则害，承乃制，谓亢过极而反兼胜己之化，制其甚也。则如火炼金，热极则反化为水，及六月热极，则物反出液而湿润，材木流津。故肝热则泣，心热则汗，脾热则涎，肺热则涕，肾热则唾。大凡俗论，以煎热汤，煮极则沸溢，及热气重蒸于物，而生津液也。故下部任脉湿热甚者，津液涌而溢，已为带下。见俗医曰带下者，但依方论，而用辛热之药。虽有误中，致令郁结热聚，不能宣通，旧病转加。世传误之久矣。

人参白术散 治遍身燥湿相抟，玄府致密，遂令松悸发渴，饮食减少，不为肌肤。

人参三钱　白术七钱　薄荷半两　缩砂仁三钱　生地黄　茯苓去皮　甘草各半两　黄芩一钱　滑石三两　藿香三钱半　石膏一两

上为末，每服三钱，水一盏，煎至六分，去滓，温服，食前，日进二三服。

白术汤 治妊娠血液虚衰，痿弱难以运动，气滞痹麻，营卫不能通宣，常服养液润燥，开通结滞，令血昌盛。

白术三两　寒水石　当归　黄芩　芍药　人参　石膏　干葛　防风缩砂仁　川芎　甘草　茯苓各一两　木香一分　崔宣武方用白术一两

上为末，每服三钱，水一盏，生姜三片，同煎至六分，去滓，温服，食前，日三服。

二气汤 治月水不调，断绝不产，面黄肌瘦，恒不思美食，有燥热，以柴胡饮子相参服之。

大黄四两，别为末，醋一升，慢火熬成膏子　当归二两　白芍药二两

上为末，以膏子和丸，如桐子大，每服二十丸，淡醋汤下，食前，日进三服。

如月水不通，加入干漆三钱炒出大烟，没药半两，硇砂三钱研，官桂二钱，斑蝥三钱去翅足，炒熟用。《本草》云：此用熟，不可生用，则吐泻。

当归龙骨丸 治月事失常，经水过多，及带下淋漓，无问久新赤白诸证，并产后恶物不止，或孕妇恶露，胎痛动不安，及大小儿痢泻，并宜用之。

当归　芍药　黄连　染槐子　艾叶炒，各半两　龙骨　黄柏各一两

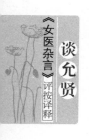

茯苓_{半两}　木香_{一分}

上为末，滴水为丸，如小豆大，温米饮下三四十丸，食前，日三四服。

当归人参散　治产后虚损痿弱，难以运动，疼痛胸满，不思饮食。

当归　白术　黄芩　芍药　大黄　茯苓_{去皮}　陈皮_{各半两}　人参　黄芪_锉　川芎　厚朴_{去皮，姜制}　官桂_{各三钱}　甘草_{一两}　枳壳_{四钱，去穰，炒}

上为末，每服三钱，水一盏，生姜三片，煎至六分，去滓，不计时候，温服。

如大便秘，以此散下和中丸。

增损四物汤　治月水不调，心腹疼痛。补血藏，温经驻颜。

川芎　当归　芍药　熟地黄　白术　牡丹皮_{各半两}　地骨皮_{一两}

上为末，每服五钱，水一盏，煎至六分，去滓，温服，食前。

当归川芎散　治风壅头目，昏眩痛闷，筋脉拘卷，肢体麻痹，保护胎气，调和营卫。

当归　川芎_{各半两}　甘草_{二两}　黄芩_{四两}　薄荷_{一两}　缩砂仁_{一分}

上为末，温水调下一钱，渐加至二钱，食后，日进三服。

辰砂大红丸　治产后寒热运闷，血气块硬，疼痛不止。

朱砂_{一两，一半入药，一半为衣}　附子_炮　没药_{半两}　海马_{半钱}　乳香　苁蓉　肉桂　玄胡　姜黄　硇砂_{各半两}　斑蝥_{一分}　生地黄_{一两}

上为末，酒煮，面糊为丸，酸枣大，每服一丸，煎当归、酒下，放温。

经水不行，煎红花、酒下。

三圣散　治产后血痢不止。

乌鱼骨_炒　烧绵灰　血余炭_{汗脂者，各等分}

上为细末，每服一钱，煎石榴皮汤调下，热服。

没药丹　治产后恶血不下，月候不行，血刺腰腹急痛，或一切肠垢沉积，坚满痞痛，作发往来，或燥热烦渴，喘急闷乱，肢体痛倦，大小人心腹暴痛。孕妇自利，恶物过多不宜服。燥热极甚，血液衰竭，不可强行。宜调气养血，细详证用。

没药_{一钱} 当归 大黄_{各一两} 牵牛_{二两} 轻粉_{一钱半} 官桂_{六分，以上}同研末，硇砂一钱，同研

上研匀，醋、面糊为丸，如小豆大，每服五丸至十丸，温水下。以快利取积病下为度。虽利后，病未痊者，后再加，取利止。心腹急痛，煎乳香下。未止，取大便利。

黄药子散 治月事不止，烦渴闷乱，心腹急痛，肢体困倦，不美饮食。

黄药子 当归 芍药 生地黄 黄芩 人参 白术 知母 石膏_{各一两} 川芎 桔梗_{各一分} 甘草_{一两} 紫菀 槐花子 柴胡_{各一分}

上为粗末，抄三钱，水一盏，煎至七分，滤汁，温服，食前，但一服。

大延胡索散 治妇人经病，并产后腹痛，或腹满喘闷，或癥瘕癖块，及一切心腹暴痛。

延胡索 当归 赤芍药 京三棱 川楝子 蓬莪术 官桂 厚朴 木香 川芎_{各一分} 桔梗 黄芩 大黄_{各半两} 甘草_{一两} 槟榔_{一钱}

上为末，每服三钱，水一盏，煎至六分，去滓，热服，食前，日三服。

恶物过多，去大黄、官桂，加入黄药子、染槐子、龙骨各半两，如前法。

或平人心胃急痛。如本方，煎服，得利尤好。

枳实槟榔丸 安养胎气，调和经候，治癥瘕痞块，有似妊孕，可以久服，血气通和。兼宽膈美食。

枳实 槟榔 黄连 黄柏 黄芩 当归 阿胶_{灰炒，细研} 木香_{各半两}

上为末，水和丸，如小豆大，温米饮下三十丸，不计时候，日进三服。

软金花丸 治心胸腰腹急痛或淋病，并产前后经病刺痛，干呕气

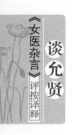

劳，往来寒热，四肢困倦，夜多盗汗者，兼治血积食积。

当归半两，焙 干漆二钱半 轻粉 斑蝥生，全用，为末 硇砂 粉霜各一钱 巴豆二钱，去油

上为末，同研细，枣肉为膏，旋丸如绿豆大，每服一丸，新汲水下。病甚者加服。看虚实加减。

大红花丸　治妇人血块，积聚癥瘕，经络阻滞。

川大黄 红花各二两 虻虫十个，去翅足

上取大黄七钱，醋熬成膏，和药，丸如桐子大，每服五七丸，温酒下，食后，日三服。

黄芩汤　治妇人孕胎不安。

白术 黄芩各等分

上为末，每服三钱，水二盏，当归一根，同煎至一盏，稍温服。

海蛤丸　治妇人小便浊败，赤白带下，五淋，脐腹疼痛，寒热，口干舌涩，不思饮食。

海蛤 半夏 芫花醋炒 红娘子去翅足 诃子炒 玄胡索 川楝子面裹煨，去皮 茴香炒，各一两 乳香三钱 硇砂半两 朱砂半入药，半为衣 没药研，各一两 当归一两半

上为末，醋煮、面糊为丸，如小豆大，每服五丸至十丸，醋汤下。量病患虚实加减。

乌金散　治妇人诸疾，寒热头痛，一切等疾。

乌金子 肉桂 蒲黄 当归 虻虫 血余炭 水蛭 鲤鱼炭 木香 青皮 皂角大者，炙，各半两 芍药半两 芫花三两，醋制 巴豆一钱，出油 朱砂少许 棕皮炭 红花各一两 川乌头半两

上为末，每服半钱，加至一钱，煎生姜汤调下，空心食前。忌油腻物。

伏龙肝散　治妇人血崩不止，或结作片者。

芎劳一两 生地黄一分 阿胶八钱，炙 当归一两 续断一分 地榆一两 刺蓟根一两 伏龙肝七钱 青竹茹八钱

上为末，每服三钱，水一盏半，煎至一盏，温服，日五服，不计时候。后服补药。

阿胶丸　治妇人诸病。

阿胶　鳖甲各六分　续断五分　龙骨一两半　芎䓖六分　地胆四分　鹿茸五分　乌鱼骨八钱　丹参六钱　龟甲一钱

上为末，醋、面糊为丸，如桐子大，每服三十丸，艾汤下，日进三四服。

麝香杏仁散　治妇人阴疮。

麝香少许　杏仁不以多少，烧存性

上为细末，如疮口深，用小绢袋子二个，盛药满，系口，临上药炙热，安在阴内。立愈。

朱砂斑蝥丸　治妇人产后吃硬食，变作血气食块，无问久新。

皂角末二钱　巴豆四个，去油　朱砂一钱　硇砂一皂子大块　干蝎一个，全　斑蝥十个　红娘子五个　水蛭五个

上为细末，蜜和丸，分作十五丸，每服一丸至二丸、三丸，温酒下。初更吃，平明取下，血化水，十年之病，皆治之。或大便或小便不多出也。

兰室秘藏·妇人门

金·李东垣

经闭不行有三论

阴阳别论云：二阳之病发心脾，有不得隐曲，女子不月。其传为风消，为息贲者，死不治。妇人脾胃久虚，或形羸，气血俱衰，而致经水断绝不行。或病中消，胃热，善食渐瘦，津液不生。夫经者，血脉津液所化，津液既绝，为热所烁，肌肉消瘦，时见渴燥，血海枯竭，病名曰血枯经绝。宜泻胃之燥热，补益气血，经自行矣。此证或经适行而有子，子不安为胎病者有矣。

或心包脉洪数，躁作，时见大便秘涩，小便虽清不利，而经水闭绝不行，此乃血海干枯。宜调血脉，除包络中火邪，而经自行矣。《内经》所谓小肠移热于大肠，为虙瘕、为沉。脉涩不利，则月事沉滞而不利，故云为虙瘕为沉也。

或因劳心，心火上行，月事不来，安心和血泻火，经自行矣。故《内经》云：月事不来者，胞脉闭也。胞脉者，属心而络于胞中，今气上迫肺，心气不得下通，故月事不来也。

经漏不止有二论

阴阳别论云：阴虚阳搏谓之崩。妇人脾胃虚损，致命门脉沉细而数疾，或沉弦而洪大有力，寸关脉亦然。皆由脾胃有亏，下陷于肾，与相火相合，湿热下迫，经漏不止。其色紫黑，如夏月腐肉之臭。中有白带者，脉必弦细，寒作于中；中有赤带者，其脉洪数疾，热明矣。必腰痛，或脐下痛，临经欲行，先见寒热往来，两胁急缩；兼脾胃证出见，或四肢困热，心烦不得眠卧，心下急。宜大补脾胃而升举血气，可一服而愈。

或人故贵脱势，人事疏少，或先富后贫，病名脱营者，心气不足，其火大炽旺于血脉之中；又致脾胃饮食失节，火乘其中。形质肌肉容颜，似不病者，此心病也，不形于诊，故脾胃饮食不调，其证显矣。而经水不时而下，或适来适断，暴下不止。治当先说恶死之言劝谕，令拒死而心不动，以大补气血之药，举养脾胃，微加镇坠心火之药，治其心，补阴泻阳，经自止矣。痿论云：悲哀太甚，则胞络绝也，阳气内动，发则心下崩，数溲血也。故本病曰：大经空虚，发则肌痹，传为脉痿，此之谓也。

升阳除湿汤 <small>一名调经升阳除湿汤</small> 治女子漏下恶血，月事不调，或暴崩不止，多下水浆之物。皆由饮食不节，或劳伤形体；或素有心气不足，因饮食劳倦，致令心火乘脾。其人必怠惰、嗜卧、四肢不收、困倦乏力、无气以动、气短上气、逆急上冲。其脉缓而弦急，按之洪大，皆中之下得之，脾土受邪也。脾主滋荣周身者也；心主血，血主脉，二者受邪，病皆在脉。脉者，血之府也；脉者，人之神也。心不主令，包络代之。故曰心之脉主属心系，心系者，包络命门之脉也，主月事。因脾胃虚而心包乘之，故漏下月事不调也。况脾胃为血气阴阳之根蒂也。当除湿去热，益风气上伸，以胜其湿。又云：火郁则发之。

当归<small>酒洗</small> 独活<small>各五分</small> 蔓荆子<small>七分</small> 防风 炙甘草 升麻 藁本<small>各一</small>

钱　柴胡　羌活　苍术　黄芪各一钱五分

上锉如麻豆大，勿令作末，都作一服，以洁净新汲水五大盏，煎至一大盏，去渣，空心热服，待少时，以早饭压之，可一服而已。如灸足太阴脾经中血海穴二七壮，亦已。

此药乃从权之法，用风胜湿，为胃下陷，而气迫于下，以救其血之暴崩也。并血恶之物住后，必须黄芪、人参、炙甘草、当归之类数服以补之，于补气升阳汤中加以和血药便是也。若经血恶物下之不绝，尤宜究其根源，治其本经，只益脾胃，退心火之亢，乃治其根蒂也。若遇夏月，白带下脱漏不止，宜用此汤，一服立止。

凉血地黄汤　治妇人血崩，是肾水阴虚，不能镇守包络相火，故血走而崩也。

黄芩　荆芥穗　蔓荆子各一钱　黄柏　知母　藁本　细辛　川芎各二分　黄连　羌活　柴胡　升麻　防风各三分　生地黄　当归各五分　甘草一钱　红花少许

上㕮咀，都作一服，水三大盏，煎至一盏，去渣，稍热空心服之。

足太阴脾之经中血海二穴，在膝膑上内廉白肉际二寸中。治女子漏下恶血，月事不调，逆气腹胀，其脉缓者是也，灸三壮。

足少阴肾之经中阴谷二穴，在膝内辅骨后，大筋下，小筋上，按之应手，屈膝取之。治膝如锥，不得屈伸，舌纵涎下，烦逆溺难，少腹急，引阴痛，股内廉痛。妇人漏血不止，腹胀满，不得息，小便黄，如蛊；女子如妊身，可灸二壮。

酒煮当归丸　治癞疝，白带下痊，脚气，腰已下如在冰雪中，以火焙炕，重重厚绵衣盖其上，犹寒冷不任，阴寒之极也。面白如枯鱼之象，肌肉如刀刮削，瘦峻之速也。小便不止，与白带长流而不禁固，自不知觉，面白，目青蓝如菜色，目眈眈无所见。身重如山，行步欹侧，不能安地，腿膝枯细，大便难秘，口不能言，无力之极。食不下，心下痞，烦心懊侬，不任其苦。面停垢，背恶寒，小便遗而不知。此上中下三阳真气俱虚欲竭，哕呕不止，胃虚之极也。脉沉厥、紧而涩，按之空虚。若脉洪大而涩，按之无力，犹为中寒之证，况按之空虚者乎？按之不鼓，是为阴寒，乃气血俱虚之极也。

茴香五钱　黑附子炮制，去皮脐　良姜各七钱　当归一两

上四味，锉如麻豆大，以上等好酒一升半，同煮，至酒尽焙干。

炙甘草　苦楝生用　丁香各五钱　木香　升麻各一钱　柴胡二钱　炒黄盐　全蝎各三钱　延胡索四钱

上与前四味药同为细末，酒煮面糊为丸，如梧桐子大，每服五七十丸，空心，淡醋汤下。忌油腻、冷物、酒、湿面。

固真丸　治白带久下不止，脐腹冷痛，阴中亦然。目中溜火，上壅，视物晄晄然无所见。齿皆恶热饮痛，须得黄连细末擦之乃止。惟喜干食，大恶汤饮。此病皆寒湿乘其胞内，故喜干而恶湿，肝经阴火上溢走于标，故上壅而目中溜火；肾水侵肝而上溢，致目晄晄而无所见；齿恶热饮者，是少阴阳明经中伏火也。治法当大泻寒湿，以丸药治之。故曰寒在下焦治宜缓，大忌汤散。以酒制白石脂、白龙骨以枯其湿；炮干姜大辛热，泻寒水。以黄柏之大寒，为因用，又为乡导。治法云，古者虽有重罪，不绝人之后，亦为之伏其所主，先其所因之意，又泻齿中恶热饮也。以柴胡为本经之使，以芍药五分导之，恐辛热之药大甚，损其肝经，故微泻之。以当归身之辛温，大和其血脉，此用药之法备矣。

黄柏酒洗　白芍药各五分　柴胡　白石脂各一钱，火烧赤，水飞细研，日干白龙骨酒煮，日干，水飞为末　当归酒洗，各二钱　干姜四钱，炮

上件除龙骨、白石脂水飞研外，同为细末，水煮面糊为丸，如鸡头仁大，日干，每服三十丸，空心，多用白沸汤下，无令胃中停滞，待少时，以早饭压之，是不令热药犯胃。忌生、冷、硬物、酒、湿面。

乌药汤　治妇人血海疼痛。

当归　甘草　木香各五钱　乌药一两　香附子二两，炒

上㕮咀，每服五钱，水二大盏，去渣，温服，食前。

助阳汤　一名升阳燥湿汤　治白带下，阴户中痛，空心而急痛，身黄皮缓，身重如山，阴中如冰。

生黄芩　橘皮各五分　防风　高良姜　干姜　郁李仁　甘草各一钱
柴胡一钱三分　白葵花七朵

上锉如麻豆大，分作二服，每服水二大盏，煎至一盏，去渣，食前稍热服。

水府丹　治妇人久虚积冷，经候不行，癥瘕癖块，腹中暴痛，面有鼾黯，黎黑羸瘠。

硇砂纸隔沸汤淋熬取　红豆各五钱　桂心另为末　木香　干姜各一两
砂仁二两　经煅花蕊石研，一两五钱　斑蝥一百个，去头翅　生地黄汁　童子小便各一升　腊月狗胆七枚　芫青三百个，去头足，糯米一升炒，米黄，去米不用

上九味为细末，同三汁熬为膏，和丸如鸡头大，朱砂为衣，每服一丸，温酒细嚼，食前服，米饮亦可，孕妇不可服。

丁香胶艾丸　治崩漏不止，盖心气不足，劳役及饮食不节所得，经隔少时。其脉二尺俱弦紧洪，按之无力。其证，自觉脐下如冰，求厚衣被以御其寒。白带白滑之物多，间有如屋漏水下，时有鲜血，右尺脉时微洪也。

熟地黄　白芍药各三分　川芎　丁香各四分　阿胶六分　生艾叶一钱
当归一钱二分

上川芎为细末，当归酒洗锉，熟地黄、丁香为细末，艾亦锉，都作一服，水五大盏，先煎五味作一盏零二分，去渣，入胶，再上火，煎至一大盏，带热空心服之。

黄芪当归人参汤　丁未仲冬，郭大方来说，其妻经水暴崩不止，先曾损身失血，自后一次缩一十日而来，今次不止，其人心窄，性急多惊。以予料之，必因心气不足，饮食不节得之。大方曰无。到彼诊得掌中寒，脉沉细而缓，间而沉数，九窍微有不利，四肢无力，上喘气短促，口鼻气皆不调，果有心气不足，脾胃虚弱之证。胃脘当心而痛，左胁下缩急有积，当脐有动气，腹中鸣，下气，大便难，虚证极多，不能尽录。拟先治其本，余证可以皆去。安心定志，镇坠其惊；调和脾胃，大益元气；补其血脉，令养其神。以大热之剂，去其冬寒凝在皮肤内；

少加生地黄，去命门相火，不令四肢痿弱。

黄连一分　生地黄三分　炒神曲　橘皮　桂枝各五分　草豆蔻仁六分
黄芪　人参　麻黄不去节，各一钱　当归身一钱五分　杏仁五个，另研如泥

上㕮咀，作二服，水二大盏半，煎麻黄令沸，去沫，煎至二盏，入诸药同煎，至一大盏，于巳午之间，食消尽服之，一服立止。其胃脘痛，乃胃上有客寒，与大热药草豆蔻丸一十五丸，白汤送下，其痛立止。再与肝之积药，除其积之根源而愈。

当归芍药汤　治妇人经脉漏下不止，其色鲜红，时值七月，处暑之间，先因劳役，脾胃虚弱，气短气逆，自汗不止，身热闷乱，恶见饮食，非惟不入，亦不思食，沉懒困倦，四肢无力，大便时泄，后再因心气不足，经脉再下不止，惟觉气下脱，其元气逆上全无，惟觉心腹中气下行，气短少，不能言，是无力以言，非懒语也，此药主之。

柴胡二分　炙甘草　生地黄各三分　橘皮不去白　熟地黄各五分　黄芪
一钱五分　苍术泔浸，去皮　当归身　白芍药　白术各二钱

上十味，㕮咀如麻豆大，分作二服，水二盏半，煎至一盏，去渣，稍热空心服之。

柴胡调经汤　治经水不止，鲜红，项筋急，脑痛，脊骨强痛。

炙甘草　当归身　葛根各三分　独活　藁本　升麻各五分　柴胡七分
羌活　苍术各一钱　红花少许

上锉如麻豆大，都作一服，水四大盏，煎至一盏，去渣，空心稍热服，取微汗立止。

一妇人经候，黑血凝结成块，左厢有血瘕，水泄不止，谷有时不化，后血块暴下，并水注俱作，是前后二阴有形之血脱竭于下。既久，经候犹不调，水泄日见三两行，食罢烦心，饮食减少，甚至瘦弱。东垣老人曰：夫圣人治病，必本四时升降浮沉之理，权变之宜，必先岁气，无伐天和，无胜无虚，遗人夭疾，无致邪，无失正，绝人长命。故仲景云：阳盛阴虚，下之则愈，汗之则死；阴盛阳虚，汗之即愈，下之即死。大抵圣人立法各自有义。且如升阳或发散之剂，是助春夏之阳气，令其

上升，乃泻秋冬收藏殒杀寒凉之气，此病是也，当用此法治之，升降浮沉之至理也。天地之气，以升降浮沉，乃从四时，如治病不可逆之。故经云：顺天则昌，逆天则亡，可不畏哉。

夫人之身，亦有四时，天地之气，不可止认在外，人亦体同天地也。今经漏不止，是前阴之气血已脱下矣；水泄又数年，是后阴之气血下陷以脱矣。后阴者，主有形之物也；前阴者，精气之户，下竭，是病患周身之血气，常行秋冬之令，阴主杀，此等收藏之病是也。阳生阴长，春夏是也，在人之身，令气升浮者，谷气上行是也。既病人周身血气皆不生长，谷气又不胜，其肌肉消少，是两仪之气俱将绝矣。既下元二阴俱脱，血气将竭。假令当是热证，令下焦久脱，化为寒矣。此病久沉久降，寒湿大胜，当急救之，泻寒以热，除湿以燥，大升大举，以助生长，补养气血，不致偏竭。圣人立治之法，既湿气大胜，以所胜治之，助甲风木上升是也，故经云：风胜湿，是以所胜平之也。当先调和胃气，次用白术之类，以燥其湿，而滋元气；如其不止，后用风药以胜湿，此便是大举大升，以助春夏二湿之久陷下之至治也。

益胃升阳汤　血脱益气，古圣人之法也。先补胃气，以助生发之气，故曰阳生阴长。诸甘药为之先务，举世皆以为补，殊不知甘能生血，此阳生阴长之理也。故先理胃气，人之身内，胃气为宝。

柴胡　升麻各五分　炙甘草　当归身酒洗　陈皮各一钱　人参去芦，有嗽去之　炒神曲各一钱五分　黄芪二钱　白术三钱　生黄芩少许

上㕮咀，每服二钱，水二大盏，煎至一盏，去渣，稍热服。

如腹中痛，每服加白芍药三分，中桂少许。

如渴或口干，加葛根二分不拘时候。

升阳举经汤　治经水不止，如右尺脉按之空虚，是气血俱脱，大寒之证。轻手其脉敷疾，举指弦紧或涩，皆阳脱之证，阴火亦亡；见热证于口、鼻、眼，或渴，此皆阴躁，阳欲先去也。当温之，举之，升之，浮之，燥之，此法当大升浮血气，切补命门之下脱也。

肉桂去皮，盛夏勿用，秋冬用　白芍药　红花各五分　细辛六分　人参去芦

熟地黄　川芎各一钱　独活根　黑附子炮制，去皮脐　炙甘草各一钱五分　羌活　藁本去土　防风各二钱　白术　当归　黄芪　柴胡各三钱　桃仁十个，汤浸去皮尖，细研

上㕮咀，每服三钱，若病势顺当，渐加至五钱，每服水三盏煎至一盏，空心热服。

半产误用寒凉之药论

妇人分娩及半产漏下，昏冒不省，瞑目无所知觉，盖因血暴亡，有形血去，则心神无所养。心与包络者，君火、相火也，得血则安，亡血则危。火上炽，故令人昏冒；火胜其肺，瞑目不省人事，是阴血暴去，不能镇抚也。血已亏损，往往用滑石、甘草、石膏之类，乃辛甘大寒之药，能泻气中之热，是血亏泻气，乃阴亏泻阳，使二者俱伤，反为不足，虚劳之病。昏迷不省者，上焦心肺之热也，此无形之热，用寒凉之药，驱令下行。岂不知上焦之病，悉属于表，乃阴证也。汗之则愈，今反下之，幸而不死，暴亏气血，生命岂能久活。又不知《内经》有说，病气不足，宜补不宜泻；但瞑目之病，悉属于阴，宜汗不宜下。又不知伤寒郁冒，得汗则愈，是禁用寒凉药也。分娩半产，本气不病，是暴去其血，亡血补血，又何疑焉，补其血则神昌。常时血下降亡，今当补而升举之，心得血而养，神不昏矣。血若暴下，是秋冬之令大旺，今举而升之，以助其阳，则目张神不昏迷矣。今立一方，补血养血、生血益阳，以补手足厥阴之不足也。

全生活血汤

红花三分　蔓荆子　细辛各五分　生地黄夏月多加之　熟地黄各一钱　藁本　川芎各一钱五分　防风诸阳既陷，何以知之，血下脱故也　羌活　独活　炙甘草　柴胡去苗　当归身酒洗　葛根各二钱　白芍药　升麻各三钱

上㕮咀，每服五钱，水二盏，煎至一盏，去渣，食前稍热服。

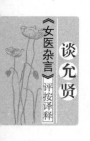

当归附子汤　治脐下冷痛，赤白带下。

当归二分　炒盐三分　蝎梢　升麻各五分　甘草六分　柴胡七分　黄柏少许为引用　附子一钱　干姜　良姜各一钱

上为粗末，每服五钱，水二盏，煎至一盏，去渣，稍热服。或为细末，酒面糊为丸亦可。

调经补真汤　冬后一月，微有地泥冰泮，其白带再来，阴户中寒，一服立止。

独活　干姜炮　藁本　防风　苍术各二分　麻黄不去节　炙甘草　人参去芦　当归身　白术　生黄芩　升麻各五分　黄芪七分　良姜　泽泻　羌活各一钱　柴胡四钱　杏仁二个　桂枝少许　白葵花七朵，去萼

上咬咀，除黄芩、麻黄各另外，都作一服，先以水三大盏半，煎麻黄一味令沸，掠去沫，入余药同煎，至一盏零七分，再入生黄芩，煎至一盏，空心服之，候一时许，可食早饭。

坐药龙盐膏

茴香三分　枯矾五分　良姜　当归梢　酒防己　木通各一钱　丁香　木香　川乌炮，各一钱五分　龙骨　炒盐　红豆　肉桂各二钱　厚朴三钱　延胡索五钱　全蝎五个

上为细末，炼蜜为丸，如弹子大，绵裹留系在外，内丸药阴户内，日易之。

胜阳丹　为上药力小，再取三钱，内加行性热药，项下：

柴胡　羌活　枯白矾　甘松　升麻各二分　川乌头　大椒　三奈子各五分　蒜七分　破故纸八分，与蒜同煮，焙干秤　全蝎三个　麝香少许

上为细末，依前法用。

回阳丹

羌活　全蝎　升麻根　甘松各二分　草乌头　水蛭炒，各三分　大椒　三奈子　荜茇　枯矾各五分　柴胡　川乌各七分　炒黄盐为必用之药，去之则不效　破故纸　蒜各一钱　虻虫三个，去翅足，炒

上为极细末，依前制用，脐下觉暖为效。

柴胡丁香汤　治妇人，年三十岁，临经先腰脐痛，甚则腹中亦痛，经缩三两日。

生地黄二分　丁香四分　当归身　防风　羌活各一钱　柴胡一钱五分　全蝎一个

上件都作一服，水二盏，煎至一盏，去渣，食前稍热服。

延胡苦楝汤　治脐下冷，撮痛，阴冷大寒，白带下。

黄柏一分为引用　延胡索　苦楝子各二分　附子炮　肉桂各三分　炙甘草五分　熟地黄一钱

上都作一服，水二大盏，煎至一盏，食前服。

桂附汤　治白带腥臭，多悲不乐，大寒。

黄柏为引用　知母各五分　肉桂一钱　附子三钱

上㕮咀，都作一服，水二盏，煎至一盏，去渣，食远热服。

如少食常饱，有时似腹胀夯闷，加白芍药五分。

如不思饮食，加五味子二十个。

如烦恼，面上如虫行，乃胃中元气极虚，加黄芪一钱五分，人参七分，炙甘草、升麻各五分。

人参补气汤　治四肢懒倦，自汗无力。

丁香末二分　生甘草梢　炙甘草各三分　生地黄　白芍药各五分　熟地黄六分　人参　防风　羌活　黄柏　知母　当归身　升麻各七分　柴胡一钱　黄芪一钱五分　全蝎一个　五味子二十个

上锉如麻豆大，都作一服，水二盏，煎至一盏，去渣，空心稍热服。

黄芪白术汤　治妇人四肢沉重，自汗，上至头，剂颈而还，恶风头痛，躁热。

细辛三分　吴茱萸　川芎各五分　柴胡　升麻各一钱　当归身一钱五分　黄柏酒洗　炙甘草　羌活各二钱　五味子三钱　白术　人参各五钱　黄芪一两

上㕮咀，每服五钱，水二大盏，生姜五片，煎至一盏，去渣，食前热服。

如腹中痛、不快，加炙甘草一钱。

汗出不止，加黄柏一钱。

白术茯苓汤　治胃气弱，身重有痰，恶心欲吐，是风邪羁绊于脾胃之间，当先实其脾胃。

白术　白茯苓　半夏各一两　炒曲二钱　麦蘖曲五分，炒

上㕮咀，每服五钱，水二大盏，入生姜五片，煎至一盏，去渣，不拘时服。

增味四物汤　治妇人血积。

当归　川芎　芍药　熟地黄　京三棱　干漆炒燥烟尽　肉桂去皮　广茂各等分

上为粗末，每服五钱，水二大盏，煎至一盏，去渣，食前稍热服。

补经固真汤　白文举正室，白带常漏久矣，诸药不效。诊得心包尺脉极微，其白带下流不止。叔和云：崩中日久为白带，漏下多时骨亦枯。崩中者，始病血崩，久则血少，复亡其阳，故白滑之物下流不止。是本经血海将枯，津液复亡，枯干不能滋养筋骨。以本部行经药为引用，为使；以大辛甘油腻之药，润其枯燥，而滋益津液；以大辛热之气味药，补其阳道，生其血脉；以苦寒之药，泄其肺而救上。热伤气，以人参补之；以微苦温之药为佐，而益元气。

白葵花去萼研烂，四分　陈皮五分，去白　生黄芩细研，引入一钱　甘草炙　郁李仁去皮尖，研如泥　柴胡各一钱　干姜细末　人参各二钱

上件除黄芩外，以水三盏，煎至一盏七分，再入黄芩同煎至一盏，去渣，空心热服，少时，以早饭压之。

温卫补血汤　治耳鸣，鼻不闻香臭，口不知谷味，气不快，四肢困倦，行步欹侧，发脱落，食不下，膝冷，阴汗带下，喉中吤吤，不得卧，口舌嗌干，太息，头不可以回顾，项筋紧，脊强痛，头旋眼黑，头痛欠嚏。

生地黄　白术　藿香　黄柏各一分　牡丹皮　苍术　王瓜根　橘皮

138

吴茱萸各二分 当归身二分半　柴胡　人参　熟甘草　地骨皮各三分　升麻四分　生甘草五分　黄芪一钱二分　丁香一个　桃仁三个　葵花七朵

上㕮咀，作一服，用水二大盏，煎至一盏，去渣，食前热服。

立效散　治妇人血崩不止。

当归　莲花心　白绵子　红花　茅花各一两

上锉如豆大，白纸裹定，泥固，炭火烧灰存性，为细末。

如干血气，研血竭为引，好温酒调服，加轻粉一钱。

如血崩不止，加麝香为引，好温酒调服。

四圣散　治妇人赤白带下。

川乌炮制　生白矾各一钱　红娘子三个　斑蝥十个

炼蜜为丸，如皂子大，绵裹坐之。

温经除湿汤　十月霜冷后，四肢无力，乃痿厥，湿热在下焦也。醋心者，是浊气不下降，欲为满也。合眼麻木作者，阳道不行也。恶风寒者，上焦之分，皮肤中气不行也。开目不麻者，目开助阳道，故阴寒之气少退也。头目眩晕者，风气下陷于血分，不得伸越而作也，近火则有之。

黄连一分　柴胡　草豆蔻　神曲炒　木香各二分　麻黄不去节　独活　当归身　黄柏各一分　升麻五分　羌活七分　炙甘草　人参　白术　猪苓　泽泻各一钱　黄芪　橘皮　苍术各二钱　白芍药三钱

上锉如麻豆大，分作二服，水二盏，煎至一盏，食远服。治支节沉重疼痛无力之胜药也。

补气升阳和中汤　李正臣夫人病，诊得六脉俱中得弦洪缓相合，按之无力。弦在上，是风热下陷入阴中，阳道不行。其证，闭目则浑身麻木，昼减而夜甚，觉而开目，则麻木渐退，久则绝止。常开其目，此证不作，惧其麻木，不敢合眼，致不得眠。身体皆重，时有痰嗽，觉胸中常似有痰而不利。时烦躁，气短促而喘。肌肤充盛，饮食不减，大小便如常，惟畏其麻木，不敢合眼为最苦。观其色脉，形病相应而不逆。《内经》曰：阳盛瞋目而动轻，阴病闭目而静重。又云：诸脉皆属于目。

《灵枢经》云：开目则阳道行，阳气遍布周身，闭目则阳道闭而不行。如昼夜之分，知其阳衰而阴旺也。且麻木为风，三尺之童，皆以为然，细校之，则有区别耳。久坐而起，亦有麻木，为如绳缚之人释之，觉麻作而不敢动，良久则自已。以此验之，非有风邪，乃气不行也，治之当补其肺中之气，则麻木自去矣。如经脉中阴火乘其阳分，火动于中，为麻木也，当兼去其阴火则愈矣。时痰嗽者，秋凉在外，在上而作也，当以温剂实其皮毛，身重脉缓者，湿气伏匿而作也。时见躁作，当升阳助气益血，微泻阴火与湿，通行经脉，调其阴阳则已矣，非五脏六腑之本有邪也。此药主之。

生甘草_{去肾热} 酒黄柏_{泻火除湿} 白茯苓_{除湿导火} 泽泻_{除湿导火} 升麻_{行阳助经} 柴胡_{各一钱} 苍术_{除湿补中} 草豆蔻仁_{益阳退外寒，各一钱五分} 橘皮 当归身 白术_{各二钱} 白芍药 人参_{各三钱} 佛耳草 炙甘草_{各四钱} 黄芪_{五钱}

上㕮咀，每服五钱，水二盏，煎至一盏，去渣，食远服之。

麻黄桂枝升麻汤 治妇人先患浑身麻木，睡觉有少减，开目则已而痊愈。又证已痊，又因心中烦恼，遍身骨节疼，身体沉重，饮食减少，腹中气不运转。

木香 生姜_{各一分} 桂枝 半夏 陈皮 草豆蔻仁 厚朴 黑附子 黄柏_{各二分} 炙甘草 升麻 白术 茯苓 泽泻_{各三分} 黄芪 麻黄_{不去节} 人参_{各五分}

上都作一服，水二盏，煎至一盏，去渣，食远服之。

儒门事亲·女科

金·张子和

卷一·证妇人带下赤白错分寒热解六

君子非好与昔人辨以要誉也。盖昔人有一误，流为千百世之祸者，苟不证其非，虽曰谦让，其如人命何？如精选《圣惠方》二十三卷，论妇人赤白带下云：妇人带下者，由劳神过度，损动经血，致令身虚，受于风冷，风冷入于胞络，传其血之所成也。又有巢氏内篇四十四卷，论任脉为经之海。其任之为病，女子则为带下。手太阳为小肠之经也，手少阴为心之经也。心为藏，主于里；小肠为腑，主于表。二经之血，在于妇人，上为乳汁，下为月水，冲任之所统也。冲任之脉，既起于胞内，阴阳过度，则伤胞络。故风邪乘虚而入于胞中，损冲任之经，伤太阳、少阳之血，致令胞络之间，秽与血相兼带而下，冷则多白，热则多赤。二家之说皆非也。夫治病当先识经络，《灵枢》十二经中，有"是动之病"，有"所生之病"。大经有十二，奇经有八脉。言十二经之外，复有此八道经脉也。十二经与八道经脉，通身往来。经络共二十道，上下流走，相贯周环，昼夜不息，与天同度。自手太阴肺经起，行阳二十五度，行阴亦二十五度，复会于手太阴肺经也。然此二十道经络，上下周流者，止一十九道耳。惟带脉起少腹侧季胁之端，乃章门穴是也，环身一周，无上下之源，络脬而过，如束带之于身。《难经》曰：带之为病，溶溶如坐水中。冲任者，是经脉之海也，循腹胁，夹脐傍，传流于气冲，属于带脉，络于督脉。督脉者，起于关元穴。任脉者，女子在养胎孕之所。督脉乃是督领妇人经脉之海也。冲、任、督三脉，同起而异行，一源而三歧，皆络带脉。冲、任、督三脉，皆统于篡户，巡阴器，行廷孔、溺孔上端。冲、任、督三脉，以带脉束之。因余经上下往来，遗热于带脉之间。热者，血也。血积多日不流，火则从金之化。金曰从革而为白，乘少腹间冤热，白物滑溢，随溲而下，绵绵不绝，多不痛也。或有痛者则壅碍，因壅而成痛也。《内经》曰：少腹冤热，溲出白液。冤者，屈滞也，病非本经，为他经冤抑而成此疾也。冤，一作客。客，犹寄也。遗客热于少腹，久不去，从金化而为白。设若赤白痢，赤者，新积也，从心火；白者，旧积也，从肺金。故赤白痢，不可曲分寒热，止可分新旧而治之。假如痈疖，始赤血，次溃白脓，又岂为寒者哉？而病者未信也，此今之刘河间常言之矣。皆云寒多则白，以干姜、赤石脂、桃花丸治痢，虽愈，后必生血疾。如白带下病，径以白芍药、干姜，白带虽愈，则小溲必不利。治泻痢与治带下，皆不可骤用峻热之药燥之。燥之则内水涸，内水涸则必烦渴，烦渴则小溲不利，小溲不利则足肿面浮，渐至不治。《内经》曰：思想无穷，所愿不得，意淫于外，入房太甚，发为筋痿。淫衍白物，如精之状。男子因溲而下，女子绵绵而下。《左传》曰：少男惑长女，风落山之象，是为惑蛊之疾。其文三虫同皿曰蛊。乃是思慕色欲，内生后蚀，甚不可便用燥热之药攻之。渐至形削羸瘦脉大者，必死而不救。且赤白痢者，是邪热传于大肠，下广肠出赤白也。带下者，传于小肠，入脬经下赤白也。据此二证，皆可同治湿法治之。先以导水、禹功泻讫，次以淡剂降心火，益肾水，下小溲，分水道，则自愈矣。顷顿丘一妇人，病带下连绵不绝，白物或来，已三载矣，命予脉之。诊其两手脉，俱滑大而有力，得六七至，常上热口干眩运，时呕醋水。余知其实有寒痰在胸中，以瓜蒂散吐讫冷痰三二升，皆醋水也，间如黄涎，状如烂胶；次以浆粥养其胃气；

又次用导水、禹功，以泻其下；然后以淡剂渗泄之药，利其水道，不数日而愈。余实悟《内经》中所云：上有病，下取之；下有病，上取之。又上者下之，下者上之。然有此法，亦不可偏执，更宜详其虚实而用之。故知精选《圣惠方》带下风寒之言，与巢氏论中赤热白寒之说，正与《难》《素》相违。予非敢妄论先贤，恐后学混而不明，未免从之而行也。如其寡学之人，不察病患脉息，不究病患经脉，妄断寒热，信用群方暴热之药，一旦有失，虽悔何追？呜呼！人命一失，其复能生乎？赤白痢与赤白带下，皆不死人。《内经》惟肠澼便血，血温身热者死。赤白带下，白液白物，蛊病肾消，皆不能死人。有死者，药之误也。

卷五·妇人月事沉滞六十一

夫妇人月事沉滞，数月不行，肌肉不减。《内经》曰：此名为瘕为沉也。沉者，月事沉滞不行也。急宜服桃仁承气汤加当归，大作剂料服，不过三服立愈。后用四物汤补之，更可用《宣明方》槟榔丸。

卷五·血崩六十二

夫妇人年及四十以上，或悲哀太甚。《内经》曰：悲哀太甚则心系急，心系急则肺布叶举，而上焦不通，热气在中，故经血崩下。心系者，血山也。如久不愈，则面黄肌瘦，慎不可与燥热之药治之，岂不闻血得热而流散。先以黄连解毒汤，次以凉膈散、四物汤等药，治之而愈。四物者，是凉血也，乃妇人之仙药也。量虚实加减，以意消息用之。

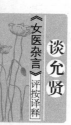

卷五·腰胯疼痛六十三

夫妇人腰胯疼痛，两脚麻木，恶寒喜暖者。《内经》曰：乃是风、寒、湿痹。先可服除湿丹七八十丸，量虚实以意加减。次以禹功散投之，泻十余行清冷积水、青黄涎沫为验。后以长流水，同生姜、枣煎五苓散服之，风湿散而血气和也。

卷五·头风眩运六十四

夫妇人头风眩运，登车乘船亦眩运眼涩，手麻发退，健忘喜怒，皆胸中有宿痰使然也。可用瓜蒂散吐之，吐讫，可用长流水煎五苓散、大人参半夏丸，兼常服愈风饼子则愈矣。

卷五·经血暴下六十五

夫妇人年及五十以上，经血暴下者，妇人经血，终于七七之数，数外暴下，《内经》曰：火主暴速。亦因暴喜、暴怒，忧结惊恐之致然也。慎不可作冷病治之，如下峻热之药则死。止可用黄连解毒汤，以清于上；更用莲壳灰、棕毛以渗于下。然后用四物汤加玄胡散，凉血和经之药是也。

卷五·赤白带下六十六

夫妇人赤白带下，或出白物如脂，可服导水丸、禹功散，或单用无忧散，量虚实加减。泻讫，次用桂苓丸、五苓散、葶苈木香散，同治湿治泻法治之。或用独圣散上涌亦可也。室女亦可。

卷五·月事不来六十七

夫妇人月事不来，室女亦同。《内经》曰：月事不来者，是胞脉闭也。胞脉者，属火而络于脬中。令气上迫肺，心气不得下通，故月事不来也。可用茶调散吐之，吐讫，可用玉烛散、当归散，或三和汤、桂苓白术散、柴胡饮子，量虚实选而用之。降心火，益肾水，开胃进食，分阴阳，利水道之药是也。慎勿服峻热之药。若服之，则变成肺痿，骨蒸潮热，咳嗽咯脓，呕血而喘，小便涩滞，寝汗不已，渐至形瘦脉大，虽遇良医，亦成不救。呜呼！人之死者，岂为命耶？

卷五·妇人无子六十八

夫妇人年及二三十者，虽无病而无子，经血如常，或经血不调，乃阴不升，阳不降之故也。可独圣散，上吐讫冷痰三二升。后用导水丸、禹功散，泻讫三五行及十余行；或用无忧散，泻十余行。次后吃葱醋白粥三五日。胃气既通，肠中得实，可服玉烛散，更助以桂苓白术丸散。二药是降心火，益肾水，既济之道不数月而必有孕也。

若妇人有癃闭、遗溺、嗌干之诸证，虽服药、针灸，亦不能孕也。盖冲、任、督三脉之病，故不治也。表证见内证及热论中。

卷五·小产六十九

夫妇人半产，俗呼曰小产也。或三月，或四、五、六月，皆为半产，已成男女故也。或因忧恐暴怒，悲哀太甚；或因劳力，打扑伤损；及触风寒；或着暴热。不可用黑神散、乌金散之类，内犯干姜之故。止可用玉烛散和经散汤之类是也。

卷五·大产七十

夫妇人大产，十月满足降诞者是也。或脐腰痛，乃败血恶物之致然也。举世便作虚寒，以燥热治之，误人多矣。《难经》曰：诸痛为实。实者，热也。可用导水丸、禹功散，泻五七行。慎不可便服黑神散、乌金散燥之。同半产治之则可矣。

卷五·产后心风七十一

夫妇人产后心风者，则用调胃承气汤一二两，加当归半两，细锉，用水三四盏，同煎去滓，分作二服，大下三五行则愈。如不愈，三圣散吐之。

卷五·乳汁不下七十二

夫妇人有天生无乳者，不治。或因啼哭悲怒郁结，气溢闭塞，以致乳脉不行，用精猪肉清汤，调和美食，于食后调益元散五七钱，连服三五服，更用木梳梳乳，周回百余遍，则乳汁自下也。

又一法：用猪蹄汤调和美味服之，乳汁亦下。合用熟猪蹄四枚食之，亦效。

又一法：针肩井二穴，亦效。

卷五·产后潮热七十三

夫妇人产后一二日，潮热口干，可用新汲水调玉露散，或冰水调服之亦可。或服小柴胡汤加当归及柴胡饮子亦可。慎不可作虚寒治之。

卷五·乳痈七十四

夫乳痈发痛者，亦生于心也，俗呼曰吹乳是也。吹者，风也。风热结薄于乳房之间，血脉凝注，久而不散，溃腐为脓也。可用一法禁之。

咒曰：谨请东方护司族，吹奶是灰奶子。

上用之时，当先问病患曰：甚病？病患答曰：吹奶。取此气一口，但吹在两手坎字文上，用大拇指紧捏定，面北立，一气念七遍，吹在北方，如此者三遍。若作法时，以左右二妇人，面病患立，于病乳上痛揉一二百数，如此亦三次则愈。

卷五·双身大小便不利七十五

夫妇人双身，大小便不利者，可用八正散，大作剂料，除滑石，加葵菜籽煎服。《内经》曰：膀胱不利为癃。癃者，是小便闭而不通也。

附编：金元四大家女科心法要诀

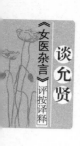

如八正散加木香，取效更捷。经曰：膀胱气化则能出。然后服五苓散，三五服则愈矣。

卷五·双身病疟七十六

夫双身妇人病疟，可煎白虎汤、小柴胡、柴胡饮子等药。如大便结硬，可用大柴胡散，微溏过，不可大吐泻，恐伤其孕也。《内经》曰：夏伤于暑，秋必病疟。

卷五·双身伤寒七十七

夫双身妇人，伤寒、时气、温疫、头痛身热，可用升麻汤一两，水半碗，大煎剂料，去滓，分作二服。先一服吐了，后一服不吐。次以长流水加生姜枣，煎五苓散热啜之，汗出尽，头痛立止。

卷五·身重喑哑七十八

夫妇人身重，九月而喑哑不言者，是脬之络脉不相接也，则不能言。经曰：无治也。虽有此论，可煎玉烛散二两，水一碗，同煎至七分，去滓，放冷，入蜜少许，时时呷之，则心火下降，而肺金自清，故能作声也。

卷五·怀身入难七十九

夫妇人怀身入难月，可用长流水调益元散，日三服，欲其易产也。产后自无一切虚热、血气不和之疾。如未入月则不宜服也，以滑石滑胎故也。

卷六·产前喘五十七

武安胡产祥之妻，临难月病喘。以凉膈散二两，四物汤二两，朴硝一两，分作二服，煎令冷服之。一服病减大半，次又服之，病痊效矣。产之后第六日，血迷，又用凉膈散二两，四物汤三两，朴硝一两，都作一服，大下紫黑水。其人至今肥健。戴人常曰：孕妇有病，当十月、九月内，朴硝无碍，八月者当忌之，七月却无妨，谓阳月也，十月者已成形矣。

卷六·血崩五十八

孟官人母，年五十余岁，血崩一载。金用泽兰丸、黑神散、保安丸、白薇散，补之不效。戴人见之曰：天癸已尽，本不当下血。盖血得热而流散，非寒也。夫女子血崩，多因大悲哭。悲甚则肺叶布，心系为之恐，血不禁而下崩。《内经》曰：阴虚阳抟为之崩。阴脉不足，阳脉有余，数则内崩，血乃下流。举世以虚损治之，莫有知其非者。可服大剂。大剂者，黄连解毒汤是也。次以拣香附子二两炒，白芍二两焙，当归一两焙，三味同为细末，水调下；又服槟榔丸，不拘日而安。

卷六·妇人二阳病五十九

一妇月事不行，寒热往来，口干、颊赤、喜饮，旦暮闻咳一二声。诸医皆云：经血不行，宜虻虫、水蛭、干漆、硇砂、芫青、红娘子、没药、血竭之类。惟戴人不然，曰：古方中虽有此法，奈病患服之，必脐腹发痛，饮食不进。乃命止药，饮食稍进。《内经》曰：二阳之病发心脾，心受之则血不流，故女子不月。既心受积热，宜抑火升水，流湿润燥，开胃进食。乃涌出痰一二升，下泄水五六行。湿水上下皆去，血气自行沸流，月事不为水湿所隔，自依期而至矣。亦不用虻虫、水蛭之类有毒之药。如用之，则月经纵来，小溲反闭，他证生矣。凡精血不足，当补之以食，大忌有毒之药，偏胜而成夭阏。

卷六·月闭寒热六十

一妇年三十四岁，经水不行，寒热往来，面色痿黄，唇焦颊赤，时咳三两声。向者所服之药，黑神散、乌金丸、四物汤、烧肝散、鳖甲散、建中汤、宁肺散，针艾百千，病转剧。家人意倦，不欲求治。戴人悯之，先涌痰五六升。午前涌毕，午后食进，余证悉除。后三日，复轻涌之，又去痰一二升，食益进。不数日，又下通经散，泻讫一二升。后数日，去死皮数重，小者如麸片，大者如苇膜。不一月，经水行，神气大康矣。

卷六·白带七十九

息城李左衙之妻，病白带如水，窍满中绵绵不绝，秽臭之气不可近，面黄食减，已三年矣。诸医皆云积冷，起石、硫黄、姜、附之药，重重燥补。污水转多，常以裀，日易数次。或一药以木炭十斤，置药在坩埚中，盐泥封固，三日三夜，炭火不绝，烧令通赤，名曰火龙丹。服至数升，污水弥甚。炳艾烧针，三年之间，不可胜数。戴人断之曰：此带浊水，本热乘太阳经，其寒水不可胜，如此也。夫水自高而趋下，宜先绝其上源。乃涌痰水二三升，次日下沃水十余行，三遍，汗出周身。至明旦，病患云：污已不下矣。次用寒凉之剂，服及半载，产一子。《内经》曰：少腹冤热，溲出白液。带之为病，溶溶然若坐水中，故治带下同治湿法，泻痢，皆宜逐水利小溲。勿以赤为热，白为寒，今代刘河间书中言之详矣。

卷七·孕妇便结九十一

戴人过东杞，一妇人病大便燥结，小便淋涩，半生不娠，惟常服疏导之药，则大便通利，暂废药则结滞。忽得孕，至四五月间，医者禁疏导之药，大便依常为难，临圊则力努，为之胎坠。凡如此胎坠者三。又孕，已经三四月，弦望前后，溲溺结涩。甘分胎陨，乃访戴人。戴人诊其两手脉，俱滑大。脉虽滑大，以其且妊，不敢陡攻。遂以食疗之。用花碱煮菠菱葵菜，以车前子苗作茹，杂猪羊血作羹，食之半载，居然生子，其妇燥病方愈。戴人曰：余屡见孕妇利脓血下迫，极努损胎，但同前法治之愈者，莫知其数也。为医拘常禁，不能变通，非医也，非学也。识医者鲜，是难说也。

卷七·孕妇下血一百五

刘先生妻，有娠半年，因伤损下血，乞药于戴人，戴人诊之，以三和汤（一名玉烛散）、承气汤、四物汤对停，加朴硝煎之。下数行，痛如手拈，下血亦止。此法可与智识高明者言。膏粱之家，慎勿举似，非徒骇之，抑又谤之。呜呼！正道难行，正法难用，古今皆然。

卷七·收产伤胎一百六

一孕妇，年二十余，临产召稳媪三人。其二媪极拽妇之臂，其一媪头抵妇之腹，更以两手扳其腰，极力为之。胎死于腹，良久乃下，儿亦如血，乃稳媪杀之也。岂知瓜熟自落，何必如此乎？其妇因兹经脉断闭，腹如刀剜，大渴不止，小溲闭绝。主病者禁水不与饮，口舌枯燥，牙齿黧黑，臭不可闻，食饮不下，昏愦欲死。戴人先以冰雪水恣意饮之，约二升许，痛缓渴止。次以舟车丸、通经散，前后五六服，下数十行，食大进。仍以桂苓甘露散、六一散、柴胡饮子等调之，半月获安。

又，一妇人临产，召村妪数人侍焉。先产一臂出，妪不测轻重拽之，臂为之断，子死于腹。其母面青身冷，汗漐漐不绝，时微喘。呜呼！病家甘于死。忽有人曰：张戴人有奇见，试问之。戴人曰：命在须臾，针药无及，急取秤钩，续以壮绳，以膏涂其钩，令其母分两足向外偃坐，左右各一人脚上立足。次以钩其死胎，命一壮力妇，倒身拽出死胎，下败血五七升，其母昏困不省。待少顷，以冰水灌之，渐咽二口，大醒食进。次日四物汤调血，数日方愈。戴人常曰：产后无他事，因侍妪非其人，转为害耳。

卷七·孕作病治一百十五

一妇人，年四十余得孕。自以为年衰多病，故疾复作，以告医氏。医者不察，加燔针于脐两旁，又以毒药攻磨。转转腹痛，食减形羸，已在床枕。来问戴人。戴人诊其脉曰：六脉皆平，惟右尺脉洪大有力，此孕脉也，兼择食，为孕无疑。左右皆笑之。不数月，生一女子，两目下各有燔针痕，几丧其明。凡治病妇，当先问娠，不可仓卒矣。

卷八·沉积疑胎一百三十四

修弓杜匠，其子妇年三十，有孕已岁半矣。每发痛则召侍媪待之，以为将产也。一二日复故，凡数次。乃问戴人。戴人诊其脉涩而小，断之曰：块病也，非孕也。《脉诀》所谓涩脉如刀刮竹形，主丈夫伤精，女人败血。治之之法，有病当泻之。先以舟车丸百余粒；后以调胃承气汤加当归、桃仁，用河水煎，乘热投之。三两日，又以舟车丸、桃仁承气汤泻，青黄脓血，杂然而下，每更衣，以手向下推之揉之则出。后三二日，又用舟车丸，以猪肾散佐之。一二日，又以舟车丸，通经如前，数服，病十去九。俟晴明，当未食时，以针泻三阴交穴。不再旬，块已没矣。此与隔腹视五脏者，复何异哉？

卷八·是胎非积一百三十五

胡王之妻，病脐下积块，呕食面黄，肌瘦而不月。或谓之干血气，治之无效。戴人见之曰：孕也。其人不信，再三求治于戴人。与之平药以应其意，终不肯下毒药。后月到，果胎也。人问何以别之？戴人曰：尺脉洪大也。《素问·阴阳别论》所谓阴搏阳别之脉。

卷十一 · 妇人风门

凡妇人头风眩运，登车乘船，眩运眼涩，手麻发脱，健忘喜怒，皆胸中宿痰所致。可用瓜蒂散吐之，次以长流水煎五苓散、大人参半夏丸。

凡妇人腰胯痛，两脚麻木，恶寒喜暖，《内经》曰：风寒湿合而为痹。先可服除湿丹七八十丸，量虚实以意加减。次以禹功散投之，泻十余行，清冷积水，清黄涎沫为验，后用长流水煎生姜、枣，同五苓散服之。风湿散而气血自和也。

凡妇人乳痈发痛者，亦生于心也，俗呼吹奶是也。吹者，风也。风热结于乳房之间，血脉凝注，久而不散，溃腐为脓。宜用益元散，生姜汤调下，冷服，或新汲水，时时呷之勿辍，昼夜可三五十次，自解矣。或煎解毒汤，顿服之。

卷十一 · 妇人火类门

凡妇人月事沉滞，数月不行，肌肉渐减，《内经》曰：小肠热已满，移热于大肠，则伏瘕为沉。沉者，月事沉滞不行，故云伏瘕。急宜桃仁承气汤加当归，大作剂料煎服，不过三服立愈。后用四物汤补之，更宜服宣明中槟榔丸。

凡妇人血崩，或年及四十以上，或悲哀太甚故然。《内经》曰：悲哀太甚则心系急，心系急，则肺举而上焦不通，热气在中。故经云：血崩下。心系者，血山也。如久不愈，则面黄、肌热、瘦弱，慎不可以热治之。盖血得热而散，故禁之。宜以当归散等药治之。

凡妇人年五十以上，经脉暴下。妇人经血，终于七七之数。数外暴下者，此乃《内经》所谓火主暴速，亦因暴喜暴怒，忧愁惊恐致然。

慎勿作冷病治之。如下峻热药治之必死。止宜黄连解毒汤以清上，更用莲壳、棕毛灰以渗其下，然后用四物汤、玄胡索散凉血和经之药也。

凡妇人月事不来，室女亦同，《内经》曰：谓月事不来，皆是胞脉闭也。胞脉者，属心而络于胞中，令气上通于肺，心下不通，故月事不来也。可用茶调散吐之，次用玉烛散、芎䓖汤、三和汤、桂苓白术散之类，降心火，益肾水，开胃进食，分阴阳，利水道之药皆是也。慎勿服峻热有毒之药，若服之，变成肺痿，骨蒸潮热，咳嗽咯脓，呕血喘满，小便不利，寝汗不止，渐至形瘦脉大，虽遇良医，亦成不救。呜呼！人之死者，岂命使之然也。

凡怀孕妇人病疟，可煎白虎汤、小柴胡、柴胡饮子等药。如大便结硬，可用大柴胡汤下。微利过，不可大吐泻，恐伤其孕也。经曰：夏伤于暑，秋必痎疟。

凡双身妇人，伤寒、时气、温疫，头痛身热，可用升麻散一两，水半碗，大作剂料，去滓，分作二服。先一服吐了，后一服勿吐。次以长流水加生姜、枣，煎五苓散，热服之，汗尽其痛立止。

凡妇人双身，大、小便不利，可用八正散，大作剂料，去滑石，加葵菜子煎服。经曰：膀胱不利为癃。癃者，小便闭而不通也。如八正散加木香，取效更捷。经曰：膀胱气化则能出焉。然后服五苓散，三五服则愈矣。

凡妇人身重，九月而喑哑不言者，是胞之络脉不相续也，故不能言。经曰：无治也。然有是言，不若煎玉烛散二两，水半碗，同煎至七分，去滓，入蜜，放温，时时呷之，令火下降，肺金自清，故声复出也。肺主声音也。

凡妇人难产者，皆因燥涩紧敛，故产户不得开通。宜先于降诞之月，自月之日，用长流水调益元散，日三服，产必易。产后亦无一切虚热气血不和之疾。如未入月，则不宜服之，以滑石滑胎故也。

凡妇人大产后，或脐腹腰痛，乃败血恶物之致然也。医者便作虚冷，以燥热药治之，误已久矣。《难经》曰：诸痛为实。实者，热也。

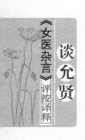

可用导水丸、禹功散，泻三五行，然后以玉烛散和血通经、降火益水之药治之，独不可便服黑神散燥热之药，当同半产治之。

凡妇人产后心风者，不可便作风治之。宜调胃承气汤二两，加当归半两，细锉，用水三四盏，同煎去滓，分作二服，大下三五行则愈矣。如未愈，以三圣散吐之。盖风狂便属阳。

凡妇人产后一二日，渐热口干，可用新汲水调玉烛散，或水调甘露散亦妙。勿作虚寒治之。

卷十一·妇人湿门

凡妇人赤白带下，或出白物如脂，可服导水丸、禹功散，或单用无忧散，量虚实加减。泄讫，服桂苓散、五苓散、葶苈木香散，同治湿法。或用独圣散上涌亦是。室女白带下，可用茶调散吐之。吐讫，可服导水丸、禹功散泻之，次服葶苈木香散、四物汤、白术散之类，则愈矣。治白带者，同泻湿法则是也。妇人有浊污水不止，亦同此法也。

卷十一·妇人寒门

凡妇人年二三十，无病而无子，经血如常，或经血不调者，乃阴不升而阳不降，此上下不得交通，有所滞碍，不能为用故也。可用独圣散，涌讫寒痰二三升，后用导水丸、禹功散，泄三五行或十余行，单用无忧散，泄十余行，见寒热虚实用之。次服葱白粥三五日，胃气宣通，肠中得实。可服玉烛散，更助白术散、茯苓之类，降火益水，既济之道，当不数月而有孕。《内经》曰：妇人有癃、痔、遗溺、嗌干诸症，虽服妙药针灸，亦不能孕。盖冲脉、督脉、任脉有此病不能孕故也。

卷十一·半产

凡妇人半产，俗呼曰小产。或三四月，或五六个月，皆为半产，以男女成形故也。或因忧恐暴怒、悲哀太甚，或因劳力扑打损伤，及触冒暑热。慎勿用黑神散，以其犯热药，恐转生他疾。止宜用玉烛散、和经汤之类。凡妇人天生无乳者，不治。或因啼泣、暴怒、郁结，气血闭塞，以致乳脉不通，用精猪肉清汤，调和美味，于食后调益元散五七钱，连服三五服；更用木梳梳乳房周回，则乳汁自下也。

又一法，猪蹄调下益元散，连服之。

又一法，针肩井二穴，良验。

卷十五·妇人病证第七

如圣丹 治妇人赤白带下，月经不来。

枯白矾 蛇床子以上各等份

上为末，醋打面糊丸，如弹子大，以胭脂为衣。绵子裹，纳于阴户，如热极再换。

诜诜丸 疗妇人无子。

当归 熟地黄以上各二两 玄胡索 泽兰以上各一两半 川芎 赤芍药 白薇 人参 石斛 牡丹皮以上各一两

上为末，醋糊为丸。每服五十丸，桐子大，空心酒下。

当归散 治月经欲来前后，腹中痛。

当归以米醋微炒 玄胡索生用 没药另研 红花生用

上为末，温酒调下二钱，服之。

治产妇横生

蓖麻子三十个

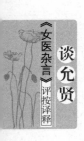

研烂。妇人顶上剃去发少许，以上药涂之。须臾，觉腹中提正，便刮去药，却于脚心涂之，自然顺生也。

治血崩

蚕砂_{不以多少}

上为末，每服三五钱，热酒调下服。

又方

贯众_{去须，锉碎}

或用酒、醋煎三钱，煎至七分，去滓，温服，一服立止。

当归散　治血崩。

当归_{一两}　龙骨_{一两，烧赤}　香附子_{三钱，炒}　棕毛灰_{半两}

上为细末，空心，米饮调下三四钱，忌油腻、鸡、猪、鱼、兔等物。

莲壳散

干莲蓬_{烧灰存性}　棕榈皮及毛_{各烧灰，以上各半两}　香附子_{二钱，炒}

上为细末，每服三四钱，空心，米饮汤调下服之。

治妇人血枯

川大黄

上为末，醋熬成膏，就成鸡子大，作饼子，酒磨化之。

三分散　治产后虚劳，不进饮食，或大崩后。

白术　茯苓　黄芪　川芎　芍药　当归　熟干地黄_{以上各一两}　柴胡人参_{以上各一两六钱}　黄芩　半夏_{洗切}　甘草_{炙，以上各六钱}

上为粗末，每服一两，水一大盏，煎至半盏，去滓，温服，日二服。

治产后恶物上潮、痞结，大、小便不通

芒硝　蒲黄　细墨_{各等份}

上为末，用童子小便半盏，水半盏，调下服之。

治妇人产后虚弱，和血通经

当归_{一两，焙}　芍药_{二两}　香附子_{三两，炒}

上为细末，每服一二钱，米饮调下，服之无时。

治妇人产后，恶物不出，上攻心痛

赤伏龙肝_{灶底焦土，研细}

用酒调三五钱，泻出恶物，立止。

治娠妇下痢脓血，及咳嗽

白术　黄芩　当归_{各等份}

上为末，每服三五钱，水煎，去滓，食前，加桑皮止嗽。

百花散　治妇人产中咳嗽。

黄柏　桑白皮_{用蜜涂，慢火炙黄色为度，二味各等份}

上为细末，每服一二钱，水一盏，入糯米二十粒，同煎至六分，以款冬花_{烧灰}六钱，搅在药内同调，温服之。

治妇人吹奶

以桦皮烧灰存性，热酒调下三钱，食后服之。

又方

马明退_{五钱，烧灰}　轻粉_{三钱}　麝香_{少许}

上为细末，每服二钱，热酒调下服之。

又　方

以皂角烧灰，蛤粉和，热酒将来调数字，下得喉咙笑呵呵。

又　方

以淘米木杓上砂子七个，酒下，以吹帚枝透乳孔，甚妙。

金匮钩玄·妇人科

元·朱震亨

经　水

经候过期而作疼者，乃虚中有热，所以作疼。

经水不及期，血热也，四物汤加黄连。

经候将来而作痛者，血实也，桃仁、香附、黄连。

过期，乃血少也，川芎、当归，带人参、白术与痰药。

过期，紫黑色有块，血热也，必作痛，四物汤加黄连、香附。

淡色过期者，乃痰多也。二陈汤加川芎、当归。

紫色成块者，乃是热也，四物汤加黄连之类。

痰多，占住血海地位，因而下多者，目必渐昏，肥人如此。南星、苍术、香附、川芎，作丸服。

肥人不及日数而多者，痰多，血虚有热，前方加黄连、白术。若血枯经闭者，四物汤加桃仁、红花。

躯肥脂满经闭者，导痰汤加芎、连，不可服地黄，泥膈故也，如用以生姜汁炒。

血　崩

崩之为病，乃血之大下，岂可为寒？但血去后，其人必虚，当大补气血。东垣有治法，但不言热，其主于寒，学人宜再思之。

急则治其标，白芷汤调百草霜。甚者，棕榈皮灰，后用四物汤加干姜调理。因劳者，用参、芪带升补药。因寒者加干姜，因热者加黄芩、参、芪。

崩过多者，先服五灵脂末一服，当分寒热，五灵脂能行能止。妇人血崩，用白芷、香附为丸。

白带，用椒目末，又用白芷末。一方：用生狗头骨，烧灰存性，或酒调服，或入药服之。又方：用五灵脂半生半熟为末，以酒调服。

气虚、血虚者，皆于四物汤加人参、黄芪。漏下乃热而虚者，四物汤加黄连。

带下赤白

赤属血，白属气，主治燥湿为先。

带漏俱是胃中痰积流下，渗入膀胱，宜升，无人知此。肥人多是湿痰，海石、半夏、南星、苍术、川芎、椿皮、黄柏；瘦人带病少，如有带者，是热也，黄柏、滑石、川芎、椿皮、海石。甚者，上必用吐，以提其气，下用二陈汤加苍术、白术，仍用丸子。一本作瓦垄子

又云：赤白带皆属于热，出于大肠、小肠之分。一方：黄荆子炒焦为末，米饮汤下，治白带，亦治心痛。

罗先生治法，或十枣汤，或神祐丸，或玉烛散，皆可用，不可峻攻，实者可用此法，虚则不宜。

血虚者，加减四物汤；气虚者，以参、术、陈皮间与之；湿甚者，

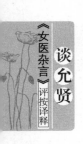

用固肠丸。相火动者，于诸药中少加炒柏；滑者，加龙骨、赤石脂；滞者，加葵花；性燥者，加黄连。寒月，少入姜、附，临机应变，必须断厚味。

良姜　芍药　黄柏二钱，各烧灰　入椿树皮末一两半

上为末，粥为丸，每服三四十丸。

痰气带下者，苍术、香附、滑石、蛤粉、半夏、茯苓。

妇人上有头风鼻涕，下有白带，南星、苍术、黄柏炒焦、滑石、半夏、川芎、辛夷、牡蛎粉炒、茯苓。白带并痛风，半夏、茯苓、川芎、陈皮、甘草、苍术炒浸、南星、牛膝、黄柏酒浸，晒干炒。

子　嗣

肥盛妇人不能孕育者，以其身中脂膜闭塞子宫，而致经事不能行，可用导痰汤之类。

瘦怯妇人不能孕育者，以子宫无血，精气不聚故也，可用四物汤养血养阴等药。

产前胎动

孕妇人因火动胎，逆上作喘者，急用条黄芩、香附之类。将条芩更于水中沉，取重者用之。

固　胎

地黄半钱　人参　白芍各一钱　白术一钱半　川芎　归身尾一钱　陈皮一钱　甘草二钱　糯米一十四粒　黄连些小　黄柏些小　桑上羊儿藤七叶完者

上㕮咀，煎汤服之。

血虚不安者用阿胶。痛者，缩砂，行气故也。

一切病不可表。

恶　阻

从痰治。

戴云：恶阻者，谓妇人有孕，恶心阻其饮食者是也。肥者有痰，瘦者有热，多用二陈汤。或白术为末，水丸，随所好，或汤或水下。

妇人怀妊爱物，乃一脏之虚，假如肝脏虚，其肝气止能生胎，无余物也。

血块死血，食积痰饮成块，在两胁，动作腹鸣嘈杂，眩晕身热，时作时止。

黄连一两，一半用茱萸炒，去茱萸；一半益智炒，去益智　山栀半两，炒　台芎半两　香附一两，用童便浸　萝卜子一两半，炒　山楂一两　三棱　青皮　神曲各半两　莪术半两，用米醋煮　桃仁半两，留尖去皮　白芥子一两半，炒　瓦楞子消血块

为末，作丸子服之。

妇人血块如盘，有孕，难服峻削。

香附四两，醋煮　桃仁一两，去皮尖　海石一两，醋煮　白术一两

为末，神曲为丸。

束　胎

束胎丸　第八个月服。

黄芩酒炒，夏用一两，秋用七钱半，冬用半两　茯苓七钱半　陈皮二两，忌火　白术二两

粥为丸。

束胎散　即达生散

人参半钱　陈皮半钱　白术　白芍　归身尾各一钱　甘草二钱，炙　大腹皮三钱　紫苏半钱

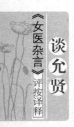

或加枳壳、砂仁作一帖，入青葱五叶、黄杨木叶梢十个煎，待于八九个月，服十数帖，甚得力。或夏加黄芩，冬不必加；春加川芎，或有别证，以意消息。

第九个月服：

黄芩一两，酒炒。宜热药，不宜凉药。怯弱人减半　　白术一两　　枳壳七钱半，炒

滑石七钱半，临月十日前小便多时，减此一味

上为末，粥为丸，如梧桐子大，每服三十丸，空心，热汤下，不可多，恐损元气。

安　胎

白术、黄芩、炒曲，粥为丸。

黄芩安胎，乃上中二焦药，能降火下行。缩砂安胎治痛，行气故也。

益母草，即茺蔚子，治产前产后诸病，能行血养血。

难产作膏，地黄膏、牛膝膏。

胎　漏

气虚、血虚、血热。

戴云：胎漏者，谓妇人有胎而血漏下也。

子　肿

湿多。

戴云：子肿者，谓孕妇手足或头面、通身浮肿者是也。用山栀炒一合，米饮汤吞下。《三因方》中有鲤鱼汤。

难　产

难产之由，亦是八九个月内不谨者。

气血虚故，亦有气血凝滞而不能转运者。

催生方

白芷灰　滑石　百草霜

上为末，芎归汤或姜汁调服之。

治胎衣不下，《妇人大全方》别有治法。

产后血晕

一虚火载血，渐渐晕来。用鹿角烧灰，出火毒，研为极细末，以好酒调，灌下即醒，行血极快也。又方：用韭叶细切，盛于有嘴瓶中，以热醋沃之，急封其口，以嘴塞产妇鼻中，可愈眩晕。

产后补虚

人参　白术_{各二钱}　黄芩　陈皮　川芎_{各半钱}　归身尾_{半钱}　甘草_{一钱，炙}　有热加生姜三钱，茯苓一钱。

必用大补气血，虽有杂证，以末治之。当清热补血气。

消血块

滑石_{二钱}　没药_{一钱}　麒麟竭_{一钱，无则用牡丹皮}

为末，醋糊作丸。

瓦楞子能消血块。

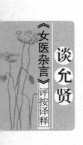

泄

川芎　黄芩　白术　茯苓　干姜　滑石　白芍炒　陈皮

哎咀，煎汤服。

恶露不尽

谓产后败血所去不尽，在小腹作痛，五灵脂、香附末、蛤粉，醋丸。甚者入桃仁，不去尖。

如恶血不下，以五灵脂为末，神曲糊丸，白术陈皮汤下。

中　风

不可作风治，切不可以小续命汤服之，必大补气血，然后治痰，当以左右手脉分其气血多少而治。口眼㖞斜，不可服小续命汤。

发热恶寒

大发热，必用干姜，轻用茯苓淡渗其热，一应苦寒及发表药，皆不可用也。才见身热，便不可表，发热恶寒，皆是气血。

左手脉不足，补血药多于补气药；右手脉不足，补气药多于补血药。

恶寒发热，腹满者，当去恶血。脉满者不是，腹痛者是。

产后不可下白芍，以其酸寒伐生发之气故也。

产后一切病，皆不可发散。

丹溪心法·女科

元·朱震亨

妇人八十八

妇人经水过期，血少也，四物加参、术；带痰，加南星、半夏、陈皮之类。经水不及期而来者，血热也，四物加黄连。过期，紫黑有块，亦血热也，必作痛，四物加香附、黄连。过期，淡色来者，痰多也，二陈加川芎、当归。过期而来，乃是血虚，宜补血，用四物加黄芪、陈皮、升麻。未及期先来，乃是气血俱热，宜凉气血，柴胡、黄芩、当归、白芍、生地、香附之属。经不调而血水淡色，宜补气血，参、芪、芎、归、香附、白芍。腹痛加胶珠、艾叶、玄胡索。经候过而作痛苦，乃虚中有热，所以作疼。经水将来作疼者，血实也一云气滞，四物加桃仁、黄连、香附。临行时，腰疼腹痛，乃是郁滞，有瘀血，宜四物加红花、桃仁、莪术、玄胡索、香附、木香，发热加黄芩、柴胡。紫色成块者，热也，四物加黄连、柴胡之类。痰多，占住血海地位，因而下多者，目必渐昏，肥人如此，用南星、苍术、川芎、香附，作丸子服之。肥人不及日数而多者，痰多血虚有热，亦用前丸，药中更加黄连、白术丸服。血枯经闭者者，四物加桃仁、红花。躯脂满经闭者，以导痰汤加黄连、川芎，不可服地黄，泥膈故也，如用，以姜汁炒。肥胖饮食过度之人，而经水不调者，乃是湿痰，宜苍术、半夏、滑石、茯苓、白术、香附、川芎、当归。临经来时肚痛者，四物汤加陈皮、玄胡索、牡丹、甘草。痛甚者，豆淋酒；痛缓者，童便煮莎，入炒条芩末为丸。经水去多不能住者，以三补丸加莎根、龟板、金毛狗脊。阴虚，经脉久不通，小便涩，身体疼痛，以四物加苍术、牛膝、陈皮、生甘草。又用苍莎丸加苍耳、酒芍药为丸，就煎前药吞下。

又方 治经水过多。

黄芩炒 白芍炒 龟板炙，各一两 黄柏炒，三钱 椿树根皮七钱半 香附子二钱半

上为末，酒糊丸，空心，温酒或白汤下五十丸。

又方 治积痰伤经不行，夜则妄语。

瓜蒌子一两 黄连半两 吴茱萸十粒 桃仁五十个 红曲二钱 砂仁三两

上为末，生姜汁化炊饼为丸桐子大，服百丸，空心。

又方 治一切瘀血为痛。

香附四两，醋煮 瓦楞子煅，二两，醋煮一昼夜 桃仁二两 牡丹皮 大黄熟蒸 当归各一两 川芎 红花各半两

上为末，蒸饼丸如桐子大，空心，温酒下三五十丸。

［附方］

四物汤 治冲任虚损，月水不调，脐腹疞痛。

当归 川芎 芍药 熟地黄等分

上以水煎服。加减于后。若经候微少，渐渐不通，手足烦疼，渐瘦，生潮热，脉微数，本方去地黄、芎，加泽兰叶三倍，甘草半分。经候过多，本方去熟地黄，加生地，或只加黄芩、白术。经行身热，脉数，头昏，本方加柴胡、芩。经行微少，或胀或疼，四肢疼痛，加延胡、没药、白芷与本方等，淡醋汤调下末子。经候不调，心腹疼痛，只用芎、归二味，名君臣散。气冲经脉，故月事频并，脐下多痛，加芍药。经欲行，脐腹绞痛，加玄胡、槟榔、苦楝，炒木香减半。经水涩少，加葵花、红花。经水适来适断，或有往来寒热，先宜服小柴胡汤，

后以四物和之。经候过而作痛，血气俱虚也，宜本方对四君子汤服之。

治经事过期不行。

玄胡索一钱　香附　枳壳各半钱

上为末，杜牛膝捣汁半钟，空心调服。

交加地黄丸　治经水不调，血块气瘕，肚腹疼痛。

生地一斤　老生姜一斤　玄胡索　当归　川芎　白芍二两　没药　木香各一两　桃仁去皮尖　人参各一两半　香附子半斤

上，先将地黄、生姜各捣汁，以姜汁浸地黄渣，地黄汁浸生姜渣，皆以汁尽为度，次将余药为末，共作一处，日干，同为末，醋糊丸如桐子大，空心服五十丸，姜汤下。

当归散　治经脉不通。

当归　穿山甲灰炒　蒲黄各半两，炒　辰砂一钱　麝香少许

上为末，酒调服二钱。

琥珀散　治月水不通，心膈迷闷，腹脏撮痛。

台乌二两　当归　莪术各一两

上为末，空心，温酒调二钱，以食压之。产后诸疾，炒姜，酒调下。

通经丸　治妇人室女，经候不通，脐腹疼痛，或成血瘕。

川椒炒　莪术　干漆炒烟尽　当归　青皮　干姜　大黄煨　桃仁去皮尖，炒　川乌炮　桂心各等分

上为末，将一半用米醋熬成膏子，和余药成剂，臼中杵之，丸如桐子，阴干，每服三五十丸，醋汤下。严氏方无川乌，有红花。

红花当归散　治妇人血脏虚竭，或积瘀血，经候不行，时作痛，腰胯重疼，小腹坚硬，及室女经水不行。

红花　当归尾　紫葳即凌霄花　牛膝　甘草炙　苏木各三两　白芷桂心一两半　赤芍九两　刘寄奴五两

上为末，空心，热酒调三钱服。一名凌霄花散。

导痰汤　见痰类。

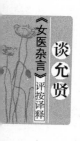

三补丸 见诸虚类。

苍莎丸 见咳嗽类。

越鞠丸 见六郁类。

崩漏八十九

血崩，东垣有治法，但不言热，其主在寒。学者宜寻思之。急则治其标，用白芷汤调百草霜末，甚者用棕榈灰。后用四物汤加炒干姜调理。因劳者，用参芪带升补药；因寒者，用干姜；因热者，黄芩；崩过多者，先用五灵脂末一服，当分寒热。盖五灵脂能行能止。紫色成块者，热，以四物汤加黄连之类。妇人血崩，用香附白芷丸服。气虚、血虚者，皆以四物汤加参、芪。漏下，乃热而虚，四物加黄连。崩中白带，用椒目末，又用白芷、煅石炒，去灰为末，茜草少许，粥丸服。一方用生狗头骨，烧灰存性，或酒调服，或入药服。一方五灵脂半生半炒，为末，酒调服。经血逆行，或血腥，或吐血，或唾血，用韭菜汁服效。

夫妇人崩中者，由脏腑伤损，冲任二脉，血气俱虚故也。二脉为经脉之海，血气之行，外循经络，内劳脏腑，若气血调适，经下依时，若劳动过极，脏腑俱伤，冲任之气虚，不能约制其经血，故忽然而下，谓之崩中暴下。治宜当大补气血之药，举养脾胃，微加镇坠心火之药，治其心，补阴泻阳，经自止矣。

［附方］

小蓟汤 治崩中不止。

小蓟茎叶研取汁，一盏　生地黄汁一盏　白术半两

上三件，入水一盏煎，温服。

荆芥散 治妇人崩中，连日不止。

用荆芥穗，于灯盏多着灯心，好麻油点灯，就上烧荆芥焦色。

上为末，每服三钱，童便调下。

又方

艾叶_{如鸡子大}　阿胶_{半两}　干姜_{一钱}

上为粗末，用水五盏，先煮艾姜，后入胶烊消，分作二服，空心。

如圣散　治妇人血出崩。

棕榈灰　乌梅_{各一两}　干姜_{一两五分，并烧灰存性}

上为末，每服二钱，乌梅酒调下，空心。

凉血地黄汤　治妇人血崩，是肾水月虚，不能镇守包络相火，故血走而崩也。

黄芩　荆芥　蔓荆子_{各一分}　黄柏　知母　藁本　细辛　川芎_{各二分}黄连　羌活　柴胡　升麻　防风_{各三分}　生地黄　当归_{各五分}　甘草_{一钱}红花_{炒，少许}

上作一服，水煎，空心，稍热服。

带下九十

带下，赤属血，白属气，主治燥湿为先。漏与带，俱是胃中痰积流下，渗入膀胱，无人知此，只宜升提，甚者上必用吐，以提其气，下用二陈汤加苍术、白术，仍用丸子。_{一本作瓦楞子。}又云：赤白带下皆属血，出于大肠小肠之分。肥人多是湿痰，海石、半夏、南星、炒柏、苍术、川芎、椿皮。一方无椿皮，有青黛。瘦人白带少，如有者多热，以炒黄柏、滑石、椿皮、川芎、海石。如无海石，以蛤粉亦可。一方有青黛作丸子服。赤白带下，炒黄荆子为末，酒调下二钱，或米汤亦可。又治心痛，罗先生法，或十枣汤，或神佑丸，或玉烛散，皆可服。实者可行，虚者不可峻攻。血虚者，加减四物汤；气虚者，参、术、陈皮间与之；湿胜者，用固肠丸；相火动者，于诸药中少加黄柏；滑者，加龙骨、赤石脂；滞者，加葵花。_{葵花白者治白带，赤者治赤带。}性燥者，加黄连；

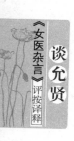

痰气带下者，苍术、香附、滑石、蛤粉、半夏、茯苓丸服。寒月少加干姜，临机应变。必须断厚味。

入方

良姜　芍药　黄柏二钱，各炒成灰　椿树根皮一两半

上为末，粥丸。每服四五十丸，空心。

又方　一妇人白带兼风痛。

半夏　茯苓　川芎　陈皮　甘草　苍术　黄柏酒炒　南星　牛膝酒洗

治妇人上有头风鼻涕，下有白带。

南星　苍术　柏皮炒　滑石　半夏　川芎　辛夷　牡蛎粉炒　酒芩

上咬咀。水煎，去渣，食前服。

又方　治白带。

龟板炙　枳子各二两　黄柏炒，一两　白芍药七钱半　香附半两　干姜炒，二钱半　山茱萸　苦参　椿根皮各半两　贝母

上为末，酒糊丸桐子大。空心米汤下，五十丸。

又方　治赤白带下，或时腹痛。

龟板酒炙，二两　黄柏炒，一两　干姜炒，二钱　枳子二钱半

上为末，酒糊丸如桐子大，每服七十丸，日服二次。

又方　治妇人有孕白带。

苍术三钱　白芷二钱　黄连炒，二钱　黄芩炒，三钱　黄柏炒，一钱半　白芍二钱半　椿根皮炒，一钱半　山茱萸二钱半

上为末，糊丸，空心，温酒下五十丸。

治结痰白带，先以小胃丹，半饥半饱，津液下数丸，候郁积开，却宜服补药。

白术二两　黄芩半两　红白葵花二钱半　白芍七钱半

上为末，蒸饼丸，空心，煎四物汤下三五十丸。

固肠丸　治湿气下利，大便血，白带，去脾胃陈积之疾，用此以燥其湿，亦不可单用，须看病作汤使。

椿根白皮性凉而燥，须炒用

上为末，酒糊丸服。

又方

椿根皮四两　滑石二两

上为末，粥丸桐子大，空心，白汤下一百丸。

又方　治白带，因七情所伤而脉数者。

黄连炒　扁柏酒蒸　黄柏炒，各半两　香附醋炒　白芍　白术各一两　椿根皮炒，三两　白芷烧存性，三钱

上为末，粥丸桐子大。每服七十丸，食前米饮下。

又方　治赤白带，因湿胜而下者。

苍术盐炒　白芍　滑石炒，各一两　枳壳炒　甘草各三钱　椿根皮炒，二两　干姜炮，二钱　地榆半两

上为末，粥丸，空心，米饮下一百丸。

［附录］

赤白带者，皆因七情内伤，或下元虚惫，感非一端。叔和云："崩中日久为白带，漏下多时骨本枯。崩中者，始病血崩，久则血少，亡其阳，故白滑之物下流不止，是本经血海将枯，津液复亡，枯干不能滋养筋骨。执剂之法，须以本部行经药为引用，为使；大辛甘油腻之药，润其枯燥而滋益津液；以大辛热之气味药，补其阳道，生其血脉；以寒苦之药，泄其肺而救上热；伤气，以人参补之，以微苦温之药为佐而益元气，此治之大法也。

［附方］

戴人玉烛散　治经候不通，腹胀或痛。

当归　芍药　川芎　熟地黄　芒硝　大黄　甘草

上㕮咀，生姜三片，煎服。

十枣汤　见胁痛类。

神佑丸　见中湿类。

产前九十一

产前当清热养血。产妇因火动胎，逆上作喘急者，急用条芩、香附之类为末调下。条芩，水中取沉者为佳。堕胎，乃气虚、血虚、血热。黄芩安胎，乃上中二焦药，能降火下行。益母草，即茺蔚子，治产前产后诸病，能行血养血。难产可煎作膏。地黄膏、牛膝膏皆可用。怀妊爱物，乃一脏之虚。假如肝脏之虚，肝气止能生胎，无余用也。又云：不能荣其肝，肝虚故爱酸物。产前安胎，白术、黄芩为妙药也。条芩，安胎圣药也。俗人不知，以为害而不敢用，反谓温热之药可养胎，殊不知产前宜清热，令血循经而不妄行，故能养胎。胎热，将临月，以三补丸加炒香附、炒白芍，蒸饼丸服。抑热，以三补丸，用地黄膏。有孕八九个月，必用顺气，须用枳壳、紫苏梗。凡妊妇脉细匀，易产；大、浮、缓，火气散，难产。生产如抱舡过坝一般。

入方 固胎。

地黄半钱 归身 人参 白芍各二钱 白术一钱半 川芎五分 陈皮一钱 黄芩半钱 甘草三分 黄连少许 黄柏少许 桑上羊儿藤七叶圆者 一本无芩

上㕮咀，每二钱，入糯米二十四粒，煎服。血虚不安者用阿胶；痛者用砂仁，止痛安胎行气故也。

束胎丸 第八个月可服。

炒黄芩夏一两，春秋七钱半，冬半两 白术一两，不见火 茯苓七钱半，不见火 陈皮三两，忌火

上为末，粥丸服。

达生散 又名束胎散。

大腹皮三钱 人参 陈皮各半钱 白术 芍药各一钱 紫苏茎叶，半钱 甘草炙，二钱 归身尾一钱

上作一服，入青葱五叶，黄杨脑七个，此即黄杨树叶梢儿也。或加枳壳、砂仁，以水煎，食后服。于八九个月，服十数帖，甚得力。夏

月加黄芩，冬不必加，春加川芎。或有别证，以意消息后。气虚，加参、术；气实，倍香附、陈皮；血虚，倍当归，加地黄；形实，倍紫苏；性急加黄连；有热，加黄芩；湿痰，加滑石、半夏；食积，加山楂；食后易饥，倍黄杨脑；有痰，加半夏；腹痛，加木香、桂。

又方 第九个月服。

黄芩一两，酒炒，不宜凉药，怯弱者减半　白术一两　枳壳炒，七钱半　滑石七钱半，临月十日前，小便多者，减此一味

上为末，粥丸桐子大，每服三十丸，空心热汤下。多则恐损元气，实人宜服。

又方 安胎

白术　黄芩　炒曲

上为末，粥丸服。一本云：用条芩一二两为末，每一钱或半钱，浓煎白术汤调下。每次用白术五七钱煎汤。

恶阻从痰治，多用二陈汤。

戴云：恶阻者，谓妇人有孕，恶心，阻其饮食者是也。肥者有痰，瘦者有热，须用二陈汤

入　方

白术不拘多少

上为末，水丸，随所好，或汤或水下。

子肿，湿多。

戴云：子肿者，谓妇人手足或头面通身浮肿者是也。

入方

山栀子炒用，一合

上为末，米饮吞下，或丸服。

三因鲤鱼汤 治妊娠腹大，胎间有水气。

白术五两　茯苓四两　当归　芍药各三两

上细锉，以鲤鱼一头，修事如食法，煮取汁，去鱼不用，每服四钱，入鱼汁一盏半，姜七片，陈皮少许，煎至七分，去渣，空心服。

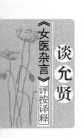

胎漏，气虚、血虚、血热，可服固孕之药。

戴云：胎漏者，谓妇人有胎而血漏下者。

参术饮　治妊娠转胞。

四物汤加人参　白术　半夏_制　陈皮　甘草

上咬咀，入生姜煎，空心服。

［附方］

治胎动不安，已有所见。

艾叶　阿胶　当归　川芎_{各三两}　甘草_{一两}

上每服五钱，水煎熟，下胶令烊，温服。

胶艾汤　损动胎，去血腹痛。

艾叶　阿胶

上二味，水煎服。

难产，气血虚故也。此盖九月、十月之际，不谨守者有之，亦有气血凝滞而不能转运者。临月时服野天麻，熬膏，白汤调下。油、蜜、小便和极匀，治难产。

入方

砂仁　香附_{醋煮}　枳壳　甘草

上为末，汤调，又以香油、蜜、小便和匀各半盏，调益母草末。

催　生

白芷_灰　百草霜　滑石

上为末，用芎、归煎汤调下，或姜汁服。

天麻丸　易产。

天麻_{即益母草，六月间连根采，阴干}

上为末，不拘多少，炼蜜丸如圆眼大，临产时，温酒或白汤化一丸，能除产后百病。

［附方］

催生如圣散

黄葵花_{不以多少，焙干}

上为末，热汤调下二钱，神妙。或有漏血，胎脏干涩，难产痛剧者，并进三服。良久，腹中气宽胎滑，即时产下。如无花，只以蜀葵子，烂研小半合，以酒调尤妙。亦治打扑伤损。如胎死不下，煎红花，温酒调下。经验方用子四十九粒或三十粒。歌曰：黄金内子三十粒，细研酒调能备急，命若悬丝在须臾，即令眷属不悲泣。

又方

蛇蜕一条，全者　蚕蜕纸一张，一方无

上入新瓮中，盐泥固济，烧存性为末。煎榆白皮调下一钱，三服，觉痛便产。

又方　治产难，兼治胞衣不下并死胎。

蓖麻子七粒，去壳，研细成膏，涂脚心，胞衣即下，速洗去。不洗肠出，却用此膏涂顶上，肠自缩入，如神之妙。

又　方

腊月兔头一枚，烧灰

上为末，葱白汤调二钱，立生。

又方　治难产三日不下。

伏龙肝细研，每服一钱，酒调服之。又，或吞鸡子黄三个，并少苦酒服之，立生。又，或用赤小豆二升，水九升，煮取一升汁，入炙了明黄胶一两，同煎少时，一服五合。又，用槐子十四枚即下。又方，当归为末，酒调方寸匕服。

胞衣不下，取灶屋黑尘，研为细末。酒调方寸匕。

产后九十二

产后无得令虚，当大补气血为先。虽有杂证，以末治之。一切病多是血虚，皆不可发表。产后不可用芍药，以其酸寒，伐生发之气故也。产后血晕，因虚火载血上行，渐渐晕来，方用麋角烧灰，出火毒，

附编：金元四大家女科心法要诀

· 177 ·

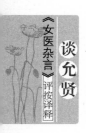

研极细末，好酒同童便灌下，一呷即醒，行血极快。又方，以韭叶细切，盛于有嘴瓶中，以热醋沃之，急封其口，以嘴塞产妇鼻中，可愈眩冒。产后中风，切不可作风治，必大补气血为主，然后治痰，当以左右手之脉，分其气血多少而治。产后中风，口眼㖞斜，切不可服小续命汤。产后水肿，必用大补气血为主，小佐苍术、茯苓，使水自利。产后大发热，必用干姜。轻者用茯苓，淡渗其热，一应寒苦并发表之药，皆不可用。产后发热恶寒，皆属血虚。左手脉不足，补血药多于补气药。恶寒发热腹痛者，当去恶血。腹满者不是。产后发热，乳汁不通及膨者，无子当消，用麦蘖二两炒，研细末，清汤调下，作四服。有子者，用木通、通草、猪蹄煎服。凡产后有病，先固正气。前条云，产后大热，必用干姜。或曰：用姜者何也？曰：此热非有余之热，乃阴虚生内热耳。故以补阴药大剂服之，且干姜能入肺和肺气，入肝分引血药生血，然不可独用，必与补阴药同用。此造化自然之妙，非天下之至神，孰能与于此乎？产后脉洪数，产前脉细小涩弱，多死。怀孕者，脉主洪数，已产而洪数不改者，多主死。

入方 产后补虚。

人参 白术一钱 茯苓 归身尾 陈皮 川芎各半钱 甘草炙，三分

有热，加黄芩一钱，生姜三片。

上以水煎服。

产后消血块方

滑石三钱 没药二钱 血竭二钱，如无，以牡丹皮代之

上为末，醋糊丸。如恶露不下，以五灵脂为末，神曲丸，白术、陈皮汤下。瓦楞子能消血块。

又方

血竭 五灵脂

上为末，消产后血块，极好。

又方 治产后泄泻。

黄芩 白术 川芎 茯苓 干姜 滑石 陈皮 炒芍药 甘草炙

上㕮咀。水煎服。

又方 治产后恶露不尽，小腹作痛。

五灵脂　香附　<small>一方加蛤粉</small>

上为末，醋糊丸。甚者入桃仁，不去尖用。

独行丸 治妇人产后血冲心动，及治男子血气心腹痛，有孕者忌服。

五灵脂<small>去土，半炒半生</small>

上为末，水丸，弹子大。每一丸，或酒或姜汤化下。

参术膏 治产后胞损成淋沥证。

人参<small>二钱半</small>　白术<small>二钱</small>　桃仁　陈皮<small>各一钱</small>　黄芪<small>一钱半</small>　茯苓<small>一钱</small>　甘草<small>炙，半钱</small>

上㕮咀。水煎猪羊胞，后入药，作一服。

[附录]

产后血晕者，皆由败血流入肝经，眼见黑花，头目旋晕，不能起坐，甚至昏闷不省人事，谓之血晕。用酒调黑神散最佳，切不可作中风治之。凡血晕，皆血乘虚，逆上凑心，故昏迷不省，气闭欲绝是也。古法有云：产妇才分娩了，预烧秤锤，或江中黄石子，硬炭烧令通赤，置器中，急于床前，以醋沃之，得醋气可除血晕。或以好醋久涂口鼻，乃置醋于傍，使闻其气，兼细细少饮之，此为上法也。又法，以干漆烧烟，熏产母面即醒，无干漆，以破漆器亦可。

[附方]

清魂散 治血迷、血晕。

泽兰叶　人参<small>各二钱半</small>　荆芥<small>一两</small>　川芎<small>半两</small>　甘草<small>二钱</small>

上为末，用温酒热汤各半盏，调一钱，急灌之，下咽即开眼。

黑神散

黑豆<small>炒，半升</small>　熟地黄　当归　肉桂　干姜　甘草　白芍　蒲黄<small>各四两</small>　生地黄　<small>别本无</small>

上为末，每服二钱，童便、酒各半调服。一名乌金散。

子嗣九十三

若是肥盛妇人，禀受甚厚，恣于酒食之人，经水不调，不能成胎，谓之躯脂满溢，闭塞子宫，宜行湿燥痰，用星、夏、苍术、台芎、防风、羌活、滑石，或导痰汤之类。若是怯瘦性急之人，经水不调，不能成胎，谓之子宫干涩无血，不能摄受精气，宜凉血降火，或四物加香附、黄芩、柴胡，养血养阴等药可宜。东垣有六味地黄丸，以补妇人之阴血不足。无子，服之者能使胎孕。出《试效方》。

断子法，用白面曲一升，无灰酒五升，作糊，煮至二升半，滤去渣，分作三服。候经至前一日晚，次早五更，及天明，各吃一服，经即不（一无不字）行，终身无子矣。

脉因证治·女科

元·朱震亨

妇人产胎

【脉】

平而虚者，乳子。阴搏阳别者，妊子。搏者近于下，别者出于上，血气和调，阳施阴化也。

少阴脉动甚者妊。少阴，心脉也。尺中按之不绝者妊；三部脉浮沉正等，按之无绝者妊。妊娠初时寸微小，呼吸五至；三月而尺脉数。脉滑疾，重以手按之散者，盖三月也；脉重手按之不散，但疾不滑者，五月也。寸微关滑尺带数，流利往来并雀啄，是妊。左沉实疾大，皆为男，纵者主双；右沉实疾大，皆为女，横者主双。脉浮腹痛，痛引腰脊，为欲生也；脉一呼三至曰离经，沉细而滑亦同；尺脉转急如切绳者，皆便生也。妊三月而渴，脉反迟，欲为水分；复腹痛者，必堕。妊五月六月脉数，必坏；脉紧，必胞满；脉迟，必水坏为肿。妊六七月脉弦，发热恶寒，其胎愈腹，腹痛，小腹如扇，子脏开故也。当温之以附子。妊六七月，暴下斗余水，必倚而堕。妊七八月，脉实大牢强，弦者生，沉细者死。妊十月足，身热脉乱者吉。少阴脉浮而紧，紧则疝瘕，腹中痛，半产而堕伤，浮则亡血，绝产恶寒。脉微涩为无子，脉弦大为无

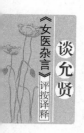
子，血气虚不足之故也。新产脉沉小滑者生，实大强急者死；沉细附骨者生，数疾不调死。新产因得热病，脉悬小，四肢温者生，寒清者死。新产因伤寒、中风，脉实大浮缓者生，小急者死。脉得浮紧，当身痛；不痛，腹鸣者，当阴吹。寸口浮而弱，浮为虚，弱无血；浮短气弱有热。趺阳浮而涩，浮气喘，涩有寒。少阴微而弱，微少血，弱生风，微弱相搏，阴中恶寒。胃气不泄，吹而正喧，此谷气之寒也，膏发导之。少阴滑而数，阴中必疮；少阴脉弦，白肠必挺核；少阴浮而动，浮虚，动痛、脱下。

【因证治】

胎坠因虚而热；转胞乃血虚有痰；胎漏逼胞，致小便不利；溺出不知时因痰，胎避而下，因血气不能升，四物加贝母、滑石；痰加二陈。恶阻因痰血相搏，半夏汤主之。

妊娠腹胀，乃气不利而虚有热。炒枳壳、黄芩、白术。妊娠寒热，小柴胡去半夏。胎痛乃血少，四物、香附紫苏汤安胎大妙。

胎衣不下，或子死胎中，或血冲上昏闷，或暴下血，胞干不生。

半夏一两半　肉桂七钱半　大黄五钱　桃仁三十，去皮尖

先服四物三两，次服煎汤，姜煎。不效，再服。又半夏、白蔹丸之。

下死胎

肉桂二钱　麝香五分

又方

朴硝半两

童便下。

欲堕方

肉桂一两　栝蒌一两二钱　牛膝一两　瞿麦半两

绝产方

蚕种纸一尺，烧灰　醋汤调服，永不孕产。

难产，乃败血裹其子。麝香一钱、盐豉一两，青布裹，烧令红，

捶为末。秤锤烧红，淬酒下一钱。

又

百草霜　香白芷　伏龙肝单用

童便、醋调下，未下再服。

贝母、白蒺藜、活石、葵子，并治之。

产后阴脱，乃气血下溜。四物、猬皮烧半两、牡蛎煅、黄芩二两，或加升麻饮下；蛇床子布裹熨妙；乌贼骨、硫黄、五味子，共末，糁患处。

产后血晕因暴虚，素有痰饮，瘀血随气上攻。

芎归汤　治暴虚，童便下；治瘀血，荆芥下。

清魂散　治虚。

泽兰叶　人参一两　荆芥一两　川芎　当归半两

温酒灌下。

五灵脂、荆芥，童便下；鹿角灰，酒下。

半夏茯苓汤　治痰饮。

牡丹散

牡丹皮　大黄蒸　芒硝一两　冬瓜子半合　桃仁二十个

水煎服。

浮肿，是胎前宿有寒湿。茯苓、白术、白芍、当归、陈鲤鱼。如法。

又名胎水，俗名子肿，如肿满状。产后因败血化水，或血虚气滞。

喘急。因营血暴竭，卫气无主，独聚于肺，此名孤阳绝阴，必死。因败血上熏于肺，夺命丹主之；因伤风寒者，旋覆花汤主之。

产后不语，因败血迷心窍。产后口鼻黑气起及衄，因胃气绝肺败，气消血散，乱入诸经，却还不得，死矣。

子烦，二火为之。病则苦烦闷。麦门冬、茯苓、黄芩、防风、竹叶。

心痛，因宿寒搏血，血凝其气。五灵脂、蒲黄。醋下。

子痫（佚）

附编：金元四大家女科心法要诀

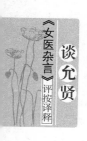

漏阻。因事下血，胎干不动，奔上抢心，腹中急迫。返魂丹、达生散、天仙方。

产妇临月未涎者，凡有病先以黄芩、白术安胎，然后用治病药。肌热者，黄芩、黄连、黄芪、人参；腹痛者，白芍药、甘草。感冒根据解利。

产后诸病，忌用白芍，以黄芩、柴胡主之。内恶物，上冲胸胁痛者，大黄、桃仁；血刺痛者，当归。内伤发热者，黄连；渴者，茯苓。一切诸病，皆根据前法。唯渴者，去半夏；喘咳去参；腹胀忌甘草。产后身热血证，一同伤寒。若伤寒内有痛处，脉弦而健，宜解伤寒，血虚无疼，脉弱而涩，宜补其血。

带　下

【脉因】

湿热结于肺，津液涌溢，入小肠为赤，入大肠为白。然任脉自胞上过，带脉贯于脐上，冲、任、督三脉同起而异行，一源而三歧，皆络带脉，统于篡户。因余经往来，遗热于带脉之间。热者，血也。血积多日不流，从金之化，即为白淫。治法同湿证，以十枣、禹功降火流湿之剂良矣。

因痰积下流，渗入膀胱，肥人多有之。二陈汤，加升提为主。

【证治】

三阳其气俱欲竭，血海将枯，滑物下流。其有一切虚寒之证，脉洪大而涩，按之全无，宜以温养之。

李先生之酒煮当归丸，治此证。血虚多加四物；气虚多加参、术；滑甚者，以龙骨、赤石脂涩之。

外有虫唇疮，亦淋露白汁。

小胸丸　治湿热带下，下之。

苦楝丸调之。

苦楝酒浸　茴香炒　当归等分

酒糊丸，梧子大，酒下。

腰腿痛，加四物四两、羌活、防风各一两。虚加参、芪、甘草，或加白芍。

酒煮当归丸　治一切虚证。上中下元气俱竭，哕呕不止，胃虚之极，脉洪大无力，按之空虚或不鼓，皆中寒之证。

当归一两　茴香半两　黑附炮　良姜各七钱

上四味锉细，以酒一升半，煮至酒尽，焙干炒黄。

盐　丁香　苦楝生　甘草炙，各半两　全蝎三钱　柴胡二钱　升麻一钱　木香一钱　玄胡四钱

上九味，同前酒煮四味，俱末，酒煮面糊丸，空心淡醋汤送下。

固真丸　治脐腹冷痛，目中溜火，此皆寒湿乘其胞内，肝经伏火。

白石脂一钱，以火烧赤，水飞，研细末　白龙骨一钱，二味以枯其湿　干姜炮，四钱，泻寒水　黄柏半钱，因用引导　柴胡本经使，一钱　当归一钱，和血脉　白芍半钱，导之　人参　黄芪虚甚加之

上白石、龙骨水飞研细外，余同极细，水煮面丸鸡头大，日干，空心汤下，以膳压之。忌生冷、油腻、湿面。

血海将枯，加白葵花七朵、郁李仁润燥而滋津液；不思饮食，加五味子。

《衍义》方　治白脓带下，此肠胃有脓也。去尽脓自安。

红葵根　白芷　赤芍药　白矾

蜡丸，米饮下。

又方　治白带、白浊，以黄荆子炒焦为末，酒下。

张用瓜蒂散吐寒痰升气；导水丸下湿热；甘露散调之，利湿热。

燥湿痰方　治肥人。

海石　半夏　南星治痰　黄柏治湿痰　苍术燥湿痰　川芎升之　椿皮香附调气　牛膝风痛加之

刮热方　治瘦人。

黄柏相火　滑石　椿皮　川芎　黄连性躁加

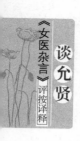
滑者，加龙骨，加石脂；滞者，加葵花；血虚，加四物。甚用吐下。吐用二陈加苍术；下用白术；调治，神祐丸。

经　候

【脉】

经脉不行者。血生于心，因忧愁思虑则伤心，心气停结，故血闭不行。

左寸沉结，宜调心气、通心经，使血生而自通。或因堕胎，或产多，其血先少而后不通。此为血枯，脉两尺弱小，宜生血。

【因证】

血随气行，结为块，日渐长，宜散之。

久发盗汗，致血脉干枯而经不通，宜补血。是汗出于心，血生于心，血与汗出也。

久患潮热，则血枯燥。盖血为热所消，寒热去则血自生。脾胃不和，饮食减少，则血不生。血者，饮食所化。经云：二阳之病发心脾，女子不月。

血为气引而行。血之来而先有病，皆气之患也；来而后有病者，皆血之虚也；病出意外，皆血之热也。

【治】

将来作痛，乃气实也，桃仁、红花、香附、枳壳、川连。

不及期者，乃血热也，四物加川连。

过期有二，乃血少与痰多也。血少，芎、归、参，紫黑成块加连；痰多，色淡也，肥人多有，二陈加苍术、香附、川芎。

闭而不行，乃虚而热；来成块，乃气之滞；错经妄行，乃气之乱。

崩　漏

【脉】

洪数而疾。漏血下赤白，日下数升。脉急疾者死，迟者生；紧大者死，虚小者生。

【因治】

热，血热则流；虚，虚则下溜。盖阴虚阳搏谓之崩。由脾胃有亏，气下陷于肾，与相火相合，湿热下迫。脉洪而疾，先见寒热往来，心烦不得眠，治宜大补脾胃而升其血气。

盖心气不足，其火大炽，在于血脉之中，致脾胃有亏，火乘其中，形容似不病者，此心病也。治法同前，微加镇坠心火之药，补阴泻阳，经自止矣。

盖肾心真阴虚，不能镇守包络相火，故血走而崩也，是气血俱虚，为大寒之证；轻手其脉数疾，举指弦紧或涩，皆阳脱也；阴火亦云或渴，此皆阴燥。宜温之、补之、升之。

脾胃者，血气之根本，周荣滋身；心者，血之府；脉者，人之神。俱不足，则生火故也。

【方】

升阳散火除湿。羌活、防风、升麻、柴胡、川芎；凉血泻相火，生地、黄连、黄柏、黄芩、知母；和血补血，酒洗当归、黄芪。胃口客寒，当心痛，加草豆蔻、炒曲；气短，加参、术；冬寒，加麻黄、桂枝；血气俱脱，大寒证，加附子、肉桂；不止，加阿胶、艾叶，或加丁香、干姜。

四物加荆芥穗、发灰，治血不止如神。单味蒲黄炒黑，亦妙。

治标方　急则治其标。凡药须炒黑，血见黑则止。白芷汤调棕榈灰，后用四物汤加姜调治；五灵脂末亦可；凌霄花末，酒下。

治本方　四物汤。黄连，热则加之；参、芪，虚加之；干姜，寒

附编：金元四大家女科心法要诀

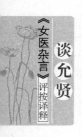

则加之；黄芩，热则加之。

胎漏方　血虚有热。

地黄_{生一半，熟一半}　白术_{一两}　黄芩_炒　枳壳_{各半两}

煎汤，调下地黄末。